# Ergebnisse der Anatomie und Entwicklungsgeschichte
# Advances in Anatomy, Embryology and Cell Biology
# Revues d'anatomie et de morphologie expérimentale

Springer-Verlag · Berlin · Heidelberg · New York

This journal publishes reviews and critical articles covering the entire field of normal anatomy (cytology, histology, cyto- and histochemistry, electron microscopy, macroscopy, experimental morphology and embryology and comparative anatomy). Papers dealing with anthropology and clinical morphology will also be accepted with the aim of encouraging co-operation between anatomy and related disciplines.

Papers, which may be in English, French or German, are normally commissioned, but original papers and communications may be submitted and will be considered so long as they deal with a subject comprehensively and meet the requirements of the Ergebnisse.

For speed of publication and breadth of distribution, this journal appears in single issues which can be purchased separately; 6 issues constitute one volume.

It is a fundamental condition that manuscripts submitted should not have been published elsewhere, in this or any other country, and the author must undertake not to publish elsewhere at a later date.

25 copies of each paper are supplied free of charge.

Les résultats publient des sommaires et des articles critiques concernant l'ensemble du domaine de l'anatomie normale (cytologie, histologie, cyto et histochimie, microscopie électronique, macroscopie, morphologie expérimentale, embryologie et anatomie comparée. Seront publiés en outre les articles traitant de l'anthropologie et de la morphologie clinique, en vue d'encourager la collaboration entre l'anatomie et les disciplines voisines.

Seront publiés en priorité les articles expressément demandés nous tiendrons toutefois compte des articles qui nous seront envoyés dans la mesure où ils traitent d'un sujet dans son ensemble et correspondent aux standards des «Résultats». Les publications seront faites en langues anglaise, allemande et française.

Dans l'intérêt d'une publication rapide et d'une large diffusion les travaux publiés paraitront dans des cahiers individuels, diffusés séparément: 6 cahiers forment un volume.

En principe, seuls les manuscrits qui n'ont encore été publiés ni dans le pays d'origine ni à l'étranger peuvent nous être soumis. L'auteur d'engage en outre à ne pas les publier ailleurs ultérieurement.

Les auteurs recevront 25 exemplaires gratuits de leur publication.

Die Ergebnisse dienen der Veröffentlichung zusammenfassender und kritischer Artikel aus dem Gesamtgebiet der normalen Anatomie (Cytologie, Histologie, Cyto- und Histochemie, Elektronenmikroskopie, Makroskopie, experimentelle Morphologie und Embryologie und vergleichende Anatomie). Aufgenommen werden ferner Arbeiten anthropologischen und morphologisch-klinischen Inhaltes, mit dem Ziel die Zusammenarbeit zwischen Anatomie und Nachbardisziplinen zu fördern.

Zur Veröffentlichung gelangen in erster Linie angeforderte Manuskripte, jedoch werden auch eingesandte Arbeiten und Originalmitteilungen berücksichtigt, sofern sie ein Gebiet umfassend abhandeln und den Anforderungen der „Ergebnisse" genügen. Die Veröffentlichungen erfolgen in englischer, deutscher oder französischer Sprache.

Die Arbeiten erscheinen im Interesse einer raschen Veröffentlichung und einer weiten Verbreitung als einzeln berechnete Hefte; je 6 Hefte bilden einen Band.

Grundsätzlich dürfen nur Manuskripte eingesandt werden, die vorher weder im Inland noch im Ausland veröffentlicht worden sind. Der Autor verpflichtet sich, sie auch nachträglich nicht an anderen Stellen zu publizieren.

Die Mitarbeiter erhalten von ihren Arbeiten zusammen 25 Freiexemplare.

Manuscripts should be addressed to/Envoyer les manuscrits à/Manuskripte sind zu senden an:

Prof. Dr. A. Brodal, Universitetet i Oslo, Anatomisk Institutt, Karl Johans Gate 47 (Domus Media), Oslo 1/Norwegen.

Prof. W. Hild, Department of Anatomy, The University of Texas Medical Branch, Galveston, Texas 77550 (USA).

Prof. Dr. R. Ortmann, Anatomisches Institut der Universität, 5 Köln-Lindenthal, Lindenburg.

Prof. Dr. T.H. Schiebler, Anatomisches Institut der Universität, Koellikerstraße 6, 87 Würzburg.

Prof. Dr. G. Töndury, Direktion der Anatomie, Gloriastraße 19, CH-8006 Zürich.

Prof. Dr. E. Wolff, Collège de France, Laboratoire d'Embryologie Expérimentale, 49 bis Avenue de la belle Gabrielle, Nogent-sur-Marne 94/France.

# Ergebnisse der Anatomie und Entwicklungsgeschichte
# Advances in Anatomy, Embryology and Cell Biology
# Revues d'anatomie et de morphologie expérimentale

43 · 1

H. Schmalbruch

# Die quergestreiften Muskelfasern des Menschen

*Mit 33 Abbildungen*

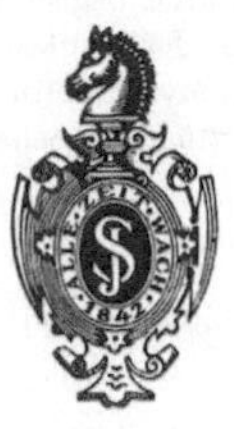

Springer-Verlag Berlin Heidelberg GmbH 1970

*Dr. med. H. Schmalbruch*
*Institut für Biophysik und Elektronenmikroskopie*
*der Universität Düsseldorf*

ISBN 978-3-662-27436-1 ISBN 978-3-662-28923-5 (eBook)
DOI 10.1007/978-3-662-28923-5


Ursprünglich erschienen bei Springer-Verlag Berlin · Heidelberg 1970

Library of Congress Catalog Card Number 73—135969

Titel-Nr. 6967.

# Inhalt

# Inhalt

# I. Einleitung

Es ist experimentell gut gesichert, daß Fasern der quergestreiften Skeletmuskulatur von ein und demselben Säugetier morphologische, histochemische und biochemische Unterschiede aufweisen und daß sich solche Muskelfasern sowohl verschieden sehnell kontrahieren als auch verschieden schnell ermüden. Die Aufgabe der vorliegenden Untersuchung ist es, über die beim Menschen morphologisch unterscheidbaren Fasertypen und ihre Verteilung in einigen Muskeln sowie über verschiedenartiges Kontraktionsverhalten kleiner Faserbündel Aufschluß zu geben. Es wäre — abgesehen von einer Förderung der deskriptiven und funktionellen Morphologie — auch für klinische Fragestellungen wünschenswert, hierüber Aufschluß zu erhalten, da z. B. bei der Maus die erbliche Muskeldystrophie bevorzugt sog. weiße (schnelle) Muskeln befällt (Brust, 1966; Shafiq et al., 1969).

Zahlreichen elektronenmikroskopischen Untersuchungen von pathologisch veränderten Skeletmuskeln des Menschen stehen als Vergleichsmaterial bisher nur wenige Arbeiten über „normale" menschliche Muskelfasern gegenüber (Van Breemen, 1960; Berendes und Vogell, 1960; Dietert, 1965; Brandt und Leeson, 1966; Shafiq et al., 1966; Schmalbruch, 1967a) Nach einer Darstellung der bisher bekannten morphologischen und physiologischen Befunde, die eine Unterscheidung verschiedener Skeletmuskelfasertypen bei Säugetieren nach zahlreichen Merkmalen ermöglicht haben, wird deshalb anhand eigener Untersuchungen die elektronenmikroskopisch darstellbare Struktur menschlicher Skeletmuskelfasern beschrieben. Auch die menschlichen Skeletmuskelfasern sind uneinheitlich, besonders im Hinblick auf ihren Gehalt an Mitochondrien. Verschiedene Muskeltypen lassen sich deshalb nach ihrem relativen Gehalt an mitochondrienarmen und mitochondrienreichen Fasern differenzieren. Die Morphologie der Fasertypen der Kehlkopfmuskeln wird besonders dargestellt, da diese sich bei Versuchstieren (Hall-Craggs, 1968) physiologisch von entsprechenden morphologischen Typen der Skeletmuskulatur unterscheiden.

Über das funktionelle Verhalten der beim Menschen vorkommenden Fasertypen ist bisher nichts bekannt, da keine Methode existierte, die es erlaubte, in intakten Skeletmuskeln am Lebenden Einzelkontraktionen einzelner oder weniger motorischer Einheiten aufzuzeichnen. Mit einer neu entwickelten Methode konnten Buchthal und Schmalbruch *in situ* Abläufe von elektrisch stimulierten Einzelkontraktionen von kleinen Faserbündeln mechanisch registrieren (Buchthal und Schmalbruch, 1969, 1970a). Die Unterschiede in den Kontraktionszeiten werden mit der Verteilung der morphologischen Fasertypen in den gleichen Muskeln verglichen.

Zur leichteren Verständigung sollen zuvor anhand der schmematischen Abb. 1 die Nomenklatur und die gegenwärtig gültigen Vorstellungen von der Funktion der Bauelemente einer quergestreiften Muskelfaser erläutert werden:

Die quergestreifte Muskelfaser, eine langgestreckte vielkernige Zelle (Plasmodium), läßt lichtmikroskopisch außer der Querstreifung eine längsgerichtete

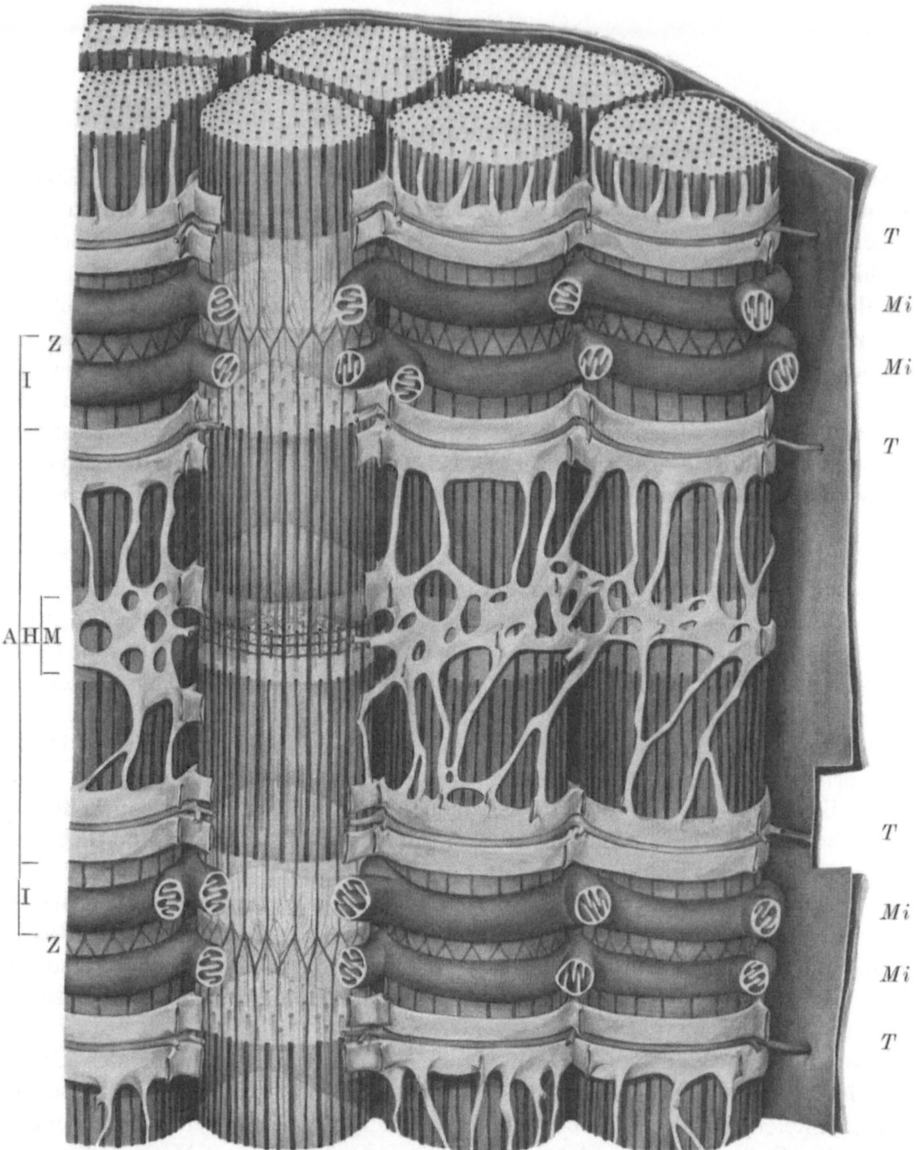


Abb. 1. Schema einer quergestreiften Skeletmuskelfaser. Von vier freigelegten Fibrillen sind jeweils ein Sarcomer vollständig und die beiden angrenzenden zu einem Drittel dargestellt. Die Fibrillen sind aus dicken (Myosin-) und dünnen (Actin-) Filamenten aufgebaut, die in charakteristischer Weise ineinandergreifen. Querverlaufende Brücken verbinden die dicken Filamente im M-Streifen und schrägverlaufende Filamentbrücken die dünnen Filamente an der Sarcomergrenze in Z. Die heute üblichen Bezeichnungen der Bänder und Streifen sind links, die der weiteren Systeme rechts neben der Zeichnung angegeben. Rechts ist das Sarcolemm angeschnitten, das aus Plasmalemm und Basalmembran besteht. Vom Plasmalemm gehen die querverlaufenden T-Tubuli (*T*) ab, die mit dem sarcoplasmatischen Reticulum Triaden bilden. In Höhe der I-Bänder beiderseits der Z-Streifen umfassen siebförmige Mitochondriensysteme (*Mi*) die Fibrillen. In den Anschnitten der Mitochondrien sind die Cristae dargestellt. Den querverlaufenden T-Tubuli liegen die terminalen Zisternen des sarcoplasmatischen Reti-

Fibrillierung erkennen. Im Gegensatz z. B. zu Flügelmuskeln von Insekten ist es bei Säugetieren nicht möglich, die Muskelfaser mechanisch in längere Fibrillen zu zerlegen, bei dem Versuch erhält man nur kürzere Fragmente. Polarisationsmikroskopisch kann man in der Muskelfaser und auch an den isolierten Fibrillenfragmenten neben stark anisotropen A-Bändern vergleichweise fast isotrope I-Bänder unterscheiden. Außerdem erkennt man Z- und M-Streifen sowie ein H-Band. Auf diese Bildungen soll unten eingegangen werden. Zwischen den Fibrillen der Muskelfaser befindet sich Sarcoplasma, dessen geformte Bestandteile lichtmikroskopisch nicht sicher identifiziert werden können. Elektronenmikroskopisch zeigt sich, daß die Querstreifung der Fibrillen durch die regelmäßige Anordnung von zwei verschiedenen Filamenttypen oder Protofibrillen zustande kommt, die die wesentlichen Bestandteile der Fibrillen darstellen: dickere, 1,5 μm lange A- und dünnere 1 μm lange I-Filamente. Die A-Filamente bestehen aus Myosin, die I-Filamente aus Actin. Jeweils zwei aus dünnen Filamenten gebildete I-Bänder sind durch einen Z-Streifen verbunden. Bei höherer Vergrößerung erkennt man, daß im Z-Streifen kurze, schräg verlaufende Z-Filamente die dünnen I-Filamente der beiden aneinandergrenzenden I-Bänder verbinden. Es wird vermutet, daß diese Z-Filamente aus Tropomyosin bestehen. Der Abschnitt einer Fibrille, der jeweils durch zwei Z-Streifen begrenzt wird, wird als Sarcomer bezeichnet. Den mittleren Bereich eines Sarcomers nimmt das A-Band ein, das aus dicken A-Filamenten und in den zwei an die I-Bänder grenzenden Abschnitten aus in den A-Streifen hineinragenden dünnen I-Filamenten besteht. So lassen sich im A-Band die zwei Zonen, in denen sowohl A- als auch I-Filamente vorliegen, von der mittleren, in denen nur A-Filamente vorkommen, unterscheiden. Diese mittlere Zone wird H-Band genannt. In der Mitte des H-Bandes findet sich der M-Streifen, der aus einem querverlaufenden System von je drei Brücken besteht, die die einzelnen A-Filamente miteinander verbinden. (Zur Bezeichnung der verschiedenen Bänder und Streifen s. auch Häggqvist, 1931.)

Die Fibrillen werden in Höhe der A-I-Grenzen von in der Regel transversal verlaufenden T-Tubuli umgeben. Diese Tubuli sind Invaginationen des Plasmalemms, ihr Lumen ist zum Extrazellulärraum hin offen. Zwischen den Z-Streifen und den T-Tubuli und zwischen den beiden T-Tubuli eines Sarcomers liegt ein kommunizierendes membranöses System, das sarcoplasmatische Reticulum. Es gliedert sich in terminale Zisternen, longitudinale Tubuli und ein in Sarcomermitte liegendes gefenstertes System („fenestrated collar", Peachey, 1965). In Höhe der A-I-Grenzen entstehen durch Kontakt mit dem T-System zwischen den Fibrillen sogen. Triaden aus dem medial gelegenen T-Tubulus und den zwei lateral anliegenden terminalen Zisternen des Reticulums. Beiderseits parallel zum Z-Streifen der Fasern liegen in Höhe der isotropen Abschnitte der Fibrillen siebförmige Mitochondrienplatten, durch deren Lücken die Fibrillen ziehen.

Die mit der äußeren Zellmembran verbundenen Membranen der T-Tubuli unterliegen wahrscheinlich bei der Innervation wie die Außenmembran der Membran-

culums eng an. Von den Zisternen gehen longitudinale Tubuli aus, die in Sarcomermitte ein die Fibrillen umgebendes gefenstertes System bilden (Form der Fibrillen, des Reticulums und Dichte der Mitochondriensysteme in Anlehnung an mitochondrienarme „dicke" Fasern aus dem Zwerchfell der Ratte)

Depolarisation und leiten deren Auswirkungen von der Oberfläche ins Innere der Muskelfaser. Durch Vermittlung der Triaden werden aus dem sarcoplasmatischen Reticulum Calcium-Ionen freigesetzt, die die Adenosintriphosphatase (ATPase) des Myosine aktivieren und dadurch die Sarcomerverkürzung einleiten. Entsprechend der aus elektronenmikroskopischen Befunden entwickelten Gleittheorie (Huxley und Hanson, 1954) nimmt bei der Kontraktion die Überlappung zwischen Actin- und Myosinfilamenten zu. Die Längsausdehnung von I- und H-Band (nicht die der I-Filamente!) ändert sich dadurch mit dem Kontraktionszustand, während die des A-Bandes konstant bleibt. Bei der Erschlaffung wird das Calcium erneut unter Adenosintriphosphat (ATP)-Verbrauch durch das sarcoplasmatische Reticulum gebunden, wodurch die Myosin-ATPase inaktiviert wird und die Bindungen zwischen Actin und Myosin gelöst werden.

Das für Kontraktion und Erschlaffung erforderliche ATP stammt aus der im Grundplasma lokalisierten anaeroben Glycolyse sowie aus dem oxydativen Stoffwechsel der Mitochondrien. (Zur physiologischen Bedeutung der Bauelemente der quergestreiften Muskelfasern s. auch Wilkie, 1966, Peachey, 1968, Hoyle, 1969, Huxley, 1969.)

## II. Bisher bekannte morphologische und physiologische Unterschiede zwischen quergestreiften Skeletmuskelfasern von ein und demselben Säugetier

### A. Klassifizierungen unter vorwiegend morphologischen Gesichtspunkten

#### 1. Muskelfasern

Die Diskussion über morphologische und physiologische Verschiedenartigkeiten von Skeletmuskelfasern bei Säugetieren begann in Arbeiten von Ranvier (1873, 1874, 1877), der als erster morphologische und funktionelle Unterschiede zwischen roten und weißen Kaninchenmuskeln beschrieb. Er fand, daß in Fasern aus roten Muskeln die Querstreifung weniger deutlich war, eher dominierte eine Längsstreifung, die durch ein körniges Sarcoplasma zwischen den Fibrillen hervorgerufen wurde. Diese Fasern waren sehr viel besser capillarisiert als sarcoplasmaärmere Fasern aus einem weißen Muskel. 1887 konnte Ranvier zeigen, daß Muskeln, die sich beim Kaninchen makroskopisch in der Farbe und histologisch im Aussehen der Fasern unterschieden, beim Hasen zwar einheitlich rot waren, jedoch die gleichen histologischen Unterschiede aufwiesen. Schon damals war also erkannt worden, daß der Farbunterschied von rot und weiß eigentlich nicht zur Beschreibung von sarcoplasmareichen und und sarcoplasmaarmen Muskelfasern geeignet ist, obgleich auch heute noch einige Autoren die Farbunterscheidung in diesem Sinne verwenden. 1893 fand Schaffer, daß mehr oder wenige sarcoplasmareiche Muskelfasern, die er als trübe resp. helle Fasern bezeichnete, auch in menschlichen Muskeln gemischt vorkamen. Querschnitte von trüben Fasern sollten eine gröbere „Säulchenfelderung“, von hellen eine feinere „Fibrillenfelderung“ zeigen. Nach Häggqvist (1931) sollte jedoch die „Muskulatur des Menschen ausschließlich rot oder trübe“ sein. 1929 entdeckte Krüger, daß bei Amphibien in manchen Muskelfasern die Fibrillen auf dem Querschnitt als polygonale Felder zu erkennen waren, während sie sonst als feine Pünktchen erschienen. Er bezeichnet die Aufteilungsformen der kontraktilen Substanz als „Felderstruktur" bzw. „Fibrillenstruktur". Ähnliche Unterschiede konnte er bei Vögeln und weniger deutlich auch bei Säugetieren demonstrieren (Krüger, 1952).

1919 untersuchte Bullard histochemisch mit Sudan III den Fettgehalt verschiedener Muskeln der Katze. Außer fetthaltigen „dunklen" und fettarmen „hellen" Fasern konnte er einen „Zwischentyp" unterscheiden. Das Mischungsverhältnis dieser Faserntypen variierte von Muskel zu Muskel. Bullard (1919) fand keinen Zusammenhang zwischen den im Muskel vorherrschenden nach dem Fettgehalt beurteilten Fasertypen und der makroskopischen Farbe des Muskels. Die von ihm beschriebenen Fasertypen sind identisch mit denen, die sich nach elektronenmikroskopischer oder enzym-histochemischer Darstellung der Mitochondrien unterscheiden lassen („rot" = mitochondrienreich, „weiß" = mitochondrienarm; Wachstein und Meisel, 1955; Moore, Ruska und Copenhaver, 1956; Stein und Padykula, 1962; Henneman und Olson, 1965; Gauthier und Padykula, 1966, Heene, 1967). Romanul (1964) benutzte verschiedene Enzyme des Energiestoffwechsels zur Differenzierung der Muskelfasern und kam dabei zu einem Spektrum von acht Typen und Untertypen. Für praktische Zwecke unterteilte er diese in zwei Gruppen mit vorwiegend oxydativen bzw. mit vorwiegend glycolytischem Stoffwechsel. Im Prinzip deckt sich auch diese Klassifizierung mit der nach dem Gehalt an Mitochondrien.

Im Gegensatz hierzu ging Engel (1962) zur Klassifizierung verschiedener Muskelfasern von der histochemischen Aktivität (Padykula und Hermann, 1955) der Adenosintriphosphatase (ATPase) des Myosins aus. Die ATPase-Aktivitäten von isolierten Proteinen mit Myosin-Eigenschaften aus glatten und quergestreiften Muskeln von Invertebraten und Vertebraten einschließlich des Menschen sind nach biochemischen Untersuchungen den maximalen Kontraktionsgeschwindigkeiten der jeweiligen Muskeln proportional (Bárány et al., 1965; Bárány, 1967; Buller und Mommaerts, 1969). Das spricht dafür, daß die ATPase-Aktivität des Myosins für die Kontraktionsgeschwindigkeit wesentlich ist (Bárány, 1967). Die Myosine einzelner Fasern in gemischten quergestreiften Muskeln von Säugetieren können aber nicht isoliert und folglich nur histochemisch an lichtmikroskopischen Schnitten untersucht werden. Bisher ist jedoch nicht ausreichend gesichert, daß die histochemisch nachweisbare Aktivität mit der des isolierten Proteins identisch ist. Zudem erlaubt die Methode nur die Unterscheidung von Fasern mit schwacher (Typ I nach Engel, 1962) und starker (Typ II nach Engel, 1962) Reaktion. Die Differenzierung von Intermediärfasern ist nicht möglich. Der Typ I soll einen hohen Gehalt an mitochondrialen Enzymen haben, während im Typ II die Enzyme der anaeroben Glycolyse überwiegen (Engel, 1965). Brooke und Kaiser (1969) hielten es „für wahrscheinlich, aber unbewiesen", daß Fasern des Typs I (ATPase negativ) mit den sog. „roten" Fasern identisch sind. Stein und Padykula (1962) dagegen fanden bei der Ratte eine starke ATPase-Aktivität sowohl in Fasern mit vielen („rot") als auch in solchen mit wenig („weiß") Mitochondrien, während die Mehrzahl der Fasern mit einem mittleren Mitochondriengehalt (Zwischentyp) nur schwach reagierte. Edström und Nyström (1969) untersuchten einige Muskeln des Menschen und fanden, daß im M. biceps brach. etwa 50% der Fasern ATPase negativ (Typ I) waren gegenüber etwa 70% im M. soleus. Brooke und Engel (1969) bestimmten in 30 Mm.biceps brach. von „nahezu normalen" Probanden (gesunde Familienangehörige von Patienten mit genetischen und nichtgenetischen Myopathien) die Faserverteilung und fanden, daß 40% der Fasern zum Typ I und 60% zum Typ II gehörten.

Edström und Kugelberg (1968) und Mayer und Doyle (1969) zeigten, daß sich histochemisch in einem gemischten Muskel der Ratte nahezu alle Fasern einer motorischen Einheit hinsichtlich des vorherrschenden Energiestoffwechsel gleichen.

Die Elektronenmikroskopie bestätigte die Unterscheidung Krügers (1929, 1952) von Fasern mit Felderstruktur und Fibrillenstruktur (Ruska, 1958; Peachey und Huxley, 1962; Page, 1965; Bubenzer, 1966). Sie beruht auf einer mehr oder weniger deutlichen Unterteilung der Masse der Myofilamente in Myofibrillen durch sarcoplasmatische Elemente. Bei Amphibien (Peachey und Huxley, 1962; Page, 1965) sind in den Fasern mit Felderstruktur das sarcoplasmatische Reticulum und die T-Tubuli wenig entwickelt, den Fibrillen fehlt ein M-Streifen, der Z-Streifen ist breit und schlecht definiert.

Wegen der Bedeutung von T-System und sarcoplasmatischem Reticulum für die elektronenmechanische Kopplung könnten sich auch bei Säugetieren physiologische Unterschiede zwischen verschiedenen Fasern in den Membransystemen widerspiegeln. Beim Vergleich mitochondrienarmer und mitochondrienreicher Fasern kommen verschiedene Autoren zu verschiedenen Ergebnissen. Der sehr mitochondrienreiche M.cricothyreoideus von Fledermäusen enthält viel Reticulum und weist bis zu 4 T-Tubuli (2 Pentaden) pro Sarcomer auf (Revel, 1962), während bei allen anderen bisher untersuchten Skeletmuskeln von Säugetieren 2 T-Tubuli (2 Triaden) pro Sarcomer vorliegen. Der Autor vermutet, daß bei Fledermäusen dieser Muskel wegen seiner Bedeutung für die Ultraschallerzeugung besonders schnell ist. Shafiq et al. (1966) fanden keinen Unterschied in der Menge des Reticulums in mitochondrienreichen und mitochondrienarmen Fasern des menschlichen M.vastus lateralis. In Unterschenkelmuskeln der Maus dagegen war das Reticulum in mitochondrienarmen Fasern besser ausgebildet als in mitochondrienreichen. Triaden waren in beiden Fasertypen gleich häufig (Shafiq et al., 1969). Im Zwerchfell einiger kleiner Säugetieren (Gauthier und Padykula, 1966) waren die sogen. roten Fasern rein morphologisch beurteilt reicher an Reticulum. Auf die Ausdehnung des T-Systems läßt sich aber auch indirekt aus der Membrankapazität einer Faser schließen, da in diese Messung die Oberfläche der die Zellmembran ins Zellinnere fortsetzenden T-Tubuli mit eingeht (Lit. s. Eisenberg und Gage, 1967). Albuquerque und Thesleff (1968) fanden für schnelle und langsame Fasern der Katze gleichermaßen Werte um 4,5 $\mu F/cm^2$. Das bedeutet, daß bei diesen Fasern systematische Unterschiede in der Dichte des T-Systems unwahrscheinlich sind.

Wie oben erwähnt, fehlt bei Amphibien den Fasern mit Felderstruktur ein M-Streifen. Fasern ohne deutlichen M-Streifen kommen auch bei Säugetieren vor. Sie sind bisher in äußeren Augenmuskeln der Katze (Hess und Pilar, 1963), im Zwerchfell der Ratte (Forssmann und Matter, 1966), im M.soleus der Maus (Schmalbruch, 1967a, Shafiq et al., 1969) und im Kehlkopf des Menschen (Schmalbruch, 1967b) nachgewiesen worden. Im Zwerchfell der Ratte nimmt ihre Zahl zwischen der 3. und der 6. Lebenswoche ab (Schmalbruch, 1968b). Die funktionelle Bedeutung des M-Streifens ist unklar. Man könnte vermuten, daß er erst bei einem bestimmten Grad der Differenzierung der Muskelfaser auftritt, d. h. daß Fasern ohne M-Streifen „primitiver" sind.

Unzureichend erforscht ist der Einfluß von *Training* auf die Entwicklung der histochemisch differenzierbaren Fasertypen in einem Muskel. Einerseits nimmt die Vascularisation und der Myoglobingehalt des Muskels zu, er wird intensiver rot (Kalbfleisch-Rindfleisch!). Andererseits sind elektronenmikroskopisch die Muskeln von jungen Tieren und von Kindern mitochondrienreicher als die von ausgewachsenen Tieren und von Erwachsenen. Man-I, Ito und Kikuchi (1967) unterwarfen junge Ratten einem zweimonatigen Tretrad-Training. Die quantitative Verteilung der histochemischen Fasertypen (Färbung mit Sudanschwarz B) blieb ebenso wie die Gesamtzahl der Muskelfasern unbeeinflußt, jedoch hypertrophierten im M.tibialis anterior die Fasern mit einem geringeren Mitochondriengehalt stärker (21%) als die mit einem hohen Mitochondriengehalt (11%). Bei ausgewachsenen Ratten ließ sich der gleiche Effekt nicht nachweisen. Biochemisch zeigten Ratten dagegen nach 3monatigen anstrengendem Tretrad-Training im M. gastrocnemius eine Verdoppelung der Aktivität der Enzyme des oxydativen Stoffwechsels (Holloszy, 1967) (weitere Lit. s. Guth, 1968). Bei Ratten, die intermittierend während 3 Wochen unter *hypoxischen* Bedingungen gehalten wurden, stieg die anaerobe Glycolyserate im Zwerchfell an. Damit erhöhte sich die Überlebenszeit des isolierten Zwerchfells nach Sauerstoffentzug um 50—100% (Komives und Bullard, 1967).

### 2. Innervation

Außer der Morphologie und Histochemie der Muskelfasern sind Besonderheiten in der Innervation verschiedener Fasern zur Klassifizierung benutzt worden. Die Auffassung Boekes (1913), daß manche quergestreiften Muskelfasern zusätzlich von vegetativen Nervenfasern versorgt seien, hat sich als unrichtig erwiesen, da vegetative Fasern in Skeletmuskeln nicht der Innervation der Muskelfasern sondern der der Blutgefäße dienen. Bereits 1879 beobachtete Tchiriew bei Schlangen neben normalen Endplatten (terminaisons en plaque) traubenförmige Endigungen (terminaison en grappe), die zu (im Goldpräparat) marklosen Nervenfasern gehörten. Beim Frosch weisen $\gamma$-Fasern an Muskelfasern mit Felderstruktur en grappe-Endigungen auf (Günther, 1949). Für die morphologische Klassifizierung von Säugetiermuskeln sind entsprechende Unterscheidungen unbrauchbar, da physiologische Untersuchungen zeigten, daß hier extrafusale Fasern ausschließlich von $\alpha$-Motoneuronen innerviert werden (Granit et al., 1956; Eccles et al., 1958), deren Endigungen beide Formen mit zahlreichen Übergängen aufweisen können (Zenker und Gruber, 1967).

## B. Klassifizierungen unter vorwiegend physiologischen Gesichtspunkten

### 1. Muskelfasern

Anfänglich wurde die Diskussion über physiologisch verschiedene Fasertypen im Muskel von Säugetieren stark beeinflußt durch die Frage nach dem Tonus der Muskulatur (Lit. s. Krüger, 1952). Als tonische Muskeln wurden solche bezeichnet, die vorwiegend der Aufrechterhaltung der Körperstellung (posturale Muskeln) dienten. Als Substrat dieses Tonus wurden entweder besondere Strukturen in

Muskelfasern, etwa das Plasma (Langelaan, 1922), oder besondere Muskelfasern (Hunter und Latham, 1925) vermutet.

Sommerkamp fand 1928, daß manche Froschmuskeln auf Acetylcholin mit einer Dauerverkürzung reagierten. 1929 konnte Krüger demonstrieren, daß diese Fasern sich morphologisch durch die Felderstruktur ihres Querschnitts von anderen (tetanischen) mit Fibrillenstruktur unterschieden. Diese tonischen Fasern bei Kaltblütern gehorchen nicht dem Alles-oder-Nichts-Gesetz sondern sind zu graduierten Kontraktionen befähigt. Von ihnen ist kein fortgeleitetes Aktionspotential abzuleiten. Sie werden ausschließlich von $\gamma$-Motoneuronen innerviert (Kuffler und Williams, 1953a, b). Nur Fasern ohne fortgeleitetes Aktionspotential werden als tonische Fasern (slow fibres) bezeichnet, während Fasern mit fortgeleitetem Aktionspotential unabhängig von der Dauer oder Geschwindigkeit der Kontraktion als phasisch (twitch fibres) anzusehen sind. Nach den physiologischen Untersuchungen von Kuffler und Williams (1953a, b) sollen bei Säugetieren tonische Muskelfasern nur in Muskelspindeln vorkommen.

Dem widersprechen Befunde von Hess und Pilar (1963). Diese Autoren untersuchten physiologisch und elektronenmikroskopisch Muskelfasern aus äußeren Augenmuskeln der Katze. Die Muskeln waren dazu isoliert worden. Die Autoren fanden, daß einige Fasern physiologisch (kein fortgeleitetes Aktionspotential, langsame Kontraktion) und morphologisch (kein M-Streifen, unregelmäßiger Z-Streifen) tonischen Muskelfasern von Kaltblütern entsprachen. Bach-y-Rita und Ito (1966) konnten jedoch diesen Befund nicht bestätigen, wenn sie die Fasern in situ bei Körpertemperatur [gegenüber 20—25° C bei Hess und Pilar (1963)] und erhaltener Blutversorgung untersuchten (Diskussion s. Peachey, 1968). Da zudem im Zwerchfell der Ratte, das ebenfalls Fasern ohne M-Streifen enthält, alle Muskelfasern phasisch reagieren (Miledi und Slater, 1968), erlaubt das Fehlen eines M-Streifens nicht, derartige Fasern als tonisch anzusehen.

Es gibt jedoch auch physiologische Unterschiede zwischen nichttonischen (phasischen) Muskelfasern beim gleichen Säugetier. Schon Ranvier (1873, 1874, 1877) hatte beobachtet, daß ein roter Muskel des Kaninchens bei elektrischer Reizung mit 10—20 Hz in einen glatten Tetanus überging, während weiße Muskeln noch Einzeloscillationen erkennen ließen. Das bedeutet, daß die Einzelzuckung bei weißen Muskeln rascher abläuft als bei roten. Später haben zahlreiche Autoren die Kontraktionszeiten verschiedener Muskeln vom gleichen Säugetier bestimmt (Lit. s. Krüger, 1952). Fischer (1908) z. B. fand, daß bei der Katze die Anstiegszeit des M.soleus viermal so lange dauerte wie die des M.gastrocnemius. Denny-Brown (1929) kam zum gleichen Ergebnis, das er mit der Histochemie der Muskelfasern zu korrelieren versuchte. Er fand nach Fettfärbung mit Sudan III im M.soleus nur stark, im M.gastrocnemius stark und schwach gefärbte Fasern (s. auch Bullard, 1919). Da die Relaxation im M.gastrocnemius schneller erfolgte als im M.soleus und da sie auch keine langsame Komponente zeigte, hielt er es für unwahrscheinlich, daß die stark gefärbten Fasern im M. gastrocnemius physiologisch denen im M.soleus entsprachen.

Gordon und Phillips (1953) konnten erstmals nachweisen, daß in ein und demselben Muskel Fasern mit unterschiedlichen Kontraktionszeiten vorliegen können. Ihnen gelang es, präparativ im M.tibialis anterior der Katze eine schnelle oberflächlich liegende von einer langsamen tief liegenden Komponente abzugrenzen. Andersen und Sears (1964), Devanandan et al. (1965), McPhedran et al. (1965), Wuerker et al. (1965), Henneman und Olson (1965), Olson und Swett (1966), Close (1967), Burke (1967) und Appelberg und Emonet-Dénand (1967) bestimmten die isometrischen Kontraktionszeiten von einzelnen motorischen Einheiten von Säugetieren, indem sie die zugehörigen Nervenfasern der motorischen Vorderwurzel isoliert reizten. Dabei zeigte sich, daß in vielen Muskeln schnelle und langsame Einheiten gemischt sind. Henneman und Olson (1965) und Olson und Swett (1966) fanden bei der Katze eine Korrelation zwischen dem Vorkommen von mitochondrienreichen Fasern und motorischen Einheiten mit langen Kontraktionszeiten.

Im M.tibialis anterior der Ratte untersuchten Edström und Kugelberg (1968) histochemisch differente motorische Einheiten. Im Gegensatz zu Muskeln der Katze sollen hier die Kontraktionszeiten in Einheiten mit hohem oxydativem Stoffwechsel und geringer Ermüdbarkeit ebenso kurz sein wie in denen mit vorwiegender Glycolyse und rascher Ermüdbarkeit.

Hall-Cragss (1968) fand bei Kaninchen, daß der M.vocalis histochemisch den langsamen Skeletmuskeln glich, da er einen hohen Gehalt an mitochondrialen Fermenten hatte, sich physiologisch jedoch wie ein schneller Muskel verhielt.

Eberstein und Goodgold (1968) untersuchten isometrische Kontraktionen an kurzen Muskelstreifen aus Biopsiematerial vom Menschen. Sie fanden ein breites Spektrum der Anspannungszeiten bei Einzelkontraktionen (50—150 msec). Allerdings waren die Muskeln stark geschädigt, die maximale Kraft war auf unter 10% des normalen Wertes reduziert (Buchthal und Schmalbruch, 1970a).

Besonderheiten im Verhalten gegenüber Acetylcholin hatte zur Entdeckung der tonischen Fasern in Froschmuskeln geführt (Sommerkamp, 1928). Nur bei diesen Fasern bewirkt Acetylcholin eine langdauernde Depolarisierung der Zellmembran. Muskelfasern von Säugetieren antworteten wie phasische Froschmuskelfasern auf Acetylcholin nur mit einer kurzen Membrandepolarisation, jedoch bestehen auch hier Unterschiede. Auf schnelle Fasern aus dem M.extensor digitorum longus der Ratte wirkte Acetylcholin nur, wenn es auf die Endplatte oder auf dem Sehnenübergang aufgebracht wurde (Katz und Miledi, 1964), während Fasern aus dem M.soleus der Ratte eine geringe Empfindlichkeit über die ganze Faserlänge zeigten (Miledi und Zelená, 1966). Ähnliche Befunde erhoben Albuquerque und Thesleff (1968) bei der Katze. Die Empfindlichkeit der langsamen Fasern war am Sehnenübergang deutlich größer als bei schnellen.

Muskelrelaxantien wirken ebenfalls unterschiedlich. Makroskopisch rote Atemmuskeln der Katze (Zwerchfell und M.intercostalis externus). wurden ebenso wie der weiße M.tibialis anterior bevorzugt durch Dekamethonium gelähmt, der rote M.soleus dagegen reagierte stärker auf Tubocurarin (Alderson und MacLagan, 1964). Dieser Befund liefert ein weiteres Argument dafür, daß die makroskopische Farbe eines Muskels nicht mit einem physiologischen oder pharmakologischen Verhalten korreliert werden kann.

Schon Ranvier (1877) hatte beobachtet, daß rote Kaninchenmuskeln sehr viel besser kapillarisiert sind als weiße. Da vorwiegend anaerob arbeitende motorische Einheiten im M.tibialis anterior der Ratte trotz erhaltener Blutversorgung bei 10 Kontraktionen/min in 10 min über 90% ihrer Kraft verlieren (Edström und Kugelberg, 1968), müssen zur Daueraktivität befähigte Muskeln bei Säugetieren aerob arbeiten können. Das setzt eine Vascularisation voraus, die verhindert, daß die Muskelzelle energetisch in ein Sauerstoffdefizit gerät. Homogenate solcher Muskeln haben bei Kaninchen und Ratten einen höheren Gehalt an mitochondrialen Fermenten (Pette und Bücher 1963; Bass et al., 1969). Motorische Einheiten dieses Typs erreichen im M.tibialis anterior der Ratte bei intakter Blutversorgung nach 10 min und 10 Kontraktionen/min noch 100% der Ausgangsspannung (Edström und Kugelberg, 1968).

Aber nur wenige Muskeln können während einer stärkeren Kontraktion mit Blut versorgt werden. Bei einer willkürlichen Anspannung, die 15% der Maximalkraft überschreitet, wird in menschlichen Unterschenkelmuskeln durch die Druckentwicklung die Blutzufuhr unterbrochen (Bacroft und Millen, 1939). Folkow und Halicka (1968) fanden bei der Katze, daß eine ausreichende Durchblutung im M.gastrocnemius nur bis zu einer Frequenz von 4—5 Kontraktionen/sec gewährleistet war, während bei willkürlicher Innervation die Frequenz 50—60/sec war. Andererseits konnte der M.soleus noch bei 20 Kontraktionen/sec seiner besseren Vascularisation wegen hinreichend mit Sauerstoff versorgt werden. Diese Frequenz entsprach der Entladungsfrequenz der Motoneurone bei Willkürbewegungen. Bei einer Frequenz von mehr als 4—5/sec deckte der M.gastrocnemius im Gegensatz zum M.soleus den Energiebedarf zunehmend aus der anaeroben Glycolyse.

## 2. Innervation

Das innervierende α-Motoneuron bestimmt die Kontraktionsgeschwindigkeit sowie den vorherrschenden Energiestoffwechsel der Muskelfasern einer motorischen Einheit. Transplantiert man bei Versuchstieren den Nerven eines schnellen Muskels mit vorwiegend mitochondrienarmen Fasern auf einen langsamen Muskel mit vorwiegend mitochondrienreichen Fasern oder umgekehrt, so gleicht sich der neu innervierte Muskel physiologisch und histochemisch dem Muskel an, von dem sein neuer Nerv ursprünglich stammt (Buller et al., 1960; Close, 1965; Romanul und Van Der Meulen, 1967). Allerdings ist nur die vollständige Umwandlung schneller Muskeln in langsame möglich. Langsame Muskeln zeigen nach Implantation eines „schnellen" Nerven zwar die kurzen Kontraktionszeiten des höher differenzierten (Guth, 1968) schnellen Muskels, unterscheiden sich aber hinsichtlich der Kontraktionsgeschwindigkeit und des Verhaltens bei tetanischer Reizung von natürlicherweise schnellen Muskeln (Buller et al., 1960; Buller und Lewis, 1965).

Abgesehen von ihrer Wirkung auf die Differenzierung der Muskelfasern lassen sich α-Motoneurone schneller und langsamer motorischer Einheiten elektro-physiologisch unterscheiden. Ausgehend von Reflexuntersuchungen an motorischen Einzelfasern (Granit et al., 1956) konnten Eccles et al. (1958) eine Korrelation zwischen elektrischen Eigenschaften der Nervenfasern und mechanischer Reaktion der zugehörigen Muskelfasern herstellen. Nach Auslösung eines Streckreflexes bei der Katze hatten manche der α-Motoneurone eine Entladungsfrequenz von 10—20/sec, andere von 30—60/sec. Die Leitungsgeschwindigkeiten waren 50 m/sec bzw. 80/sec. Langsam leitende Fasern versorgten z. B. den langsamen M.soleus, schnell leitende das schnelle Caput longum des M.triceps brachii. In den langsam leitenden Nervenfasern folgte dem Aktionspotential eine 180 msec lange Nachhyperpolarisation, die in schnellen nur 80 msec dauerte. Diese Nachhyperpolarisation bestimmt, nach Auffassung der Autoren, über die Schwellenveränderung die Entladungsfrequenz der motorischen Vorderhornzellen. Diese Entladungsfrequenz ist ihrerseits verantwortlich für die Differenzierung der Muskelfasern in solche mit schnellen und solche mit langsamen Kontraktionszeiten (Eccles et al., 1962).

Olson und Swett (1966) beobachteten, daß die präparativ isolierten Nervenfasern von langsamen motorischen Einheiten entsprechend ihrer niedrigeren Leitungsgeschwindigkeit dünner waren als die von schnelleren und daß ein langsam leitendes Motoneuron weniger Muskelfasern innervierte. Den von Hursh (1939) mit 6 bestimmten Faktor für die lineare Beziehung zwischen Gesamtdurchmesser der Faser in Mikrometer und Leitungsgeschwindigkeit in Meter pro Sekunde korrigierten sie für nicht entwässertes Material auf 5,4.

Die Reizschwelle bei elektrischer Stimulation von einzelnen Nervenfasern war niedriger bei Fasern von schnellen motorischen Einheiten als bei solchen von langsamen (Eccles et al., 1958). Bei Stimulation des ganzen Nerven fanden die Autoren, daß durch submaximale Reize in einem gemischten Muskel zuerst die schnelleren motorischen Einheiten aktiviert werden. Wurden die Motoneurone allerdings durch Streckreflexe über das sensorische System aktiviert, entluden erst diejenigen, die langsame motorische Einheiten versorgten (Henneman et al., 1965).

## C. Zusammenfassung und Schlußfolgerungen

Diese kurze Zusammenstellung der bisherigen morphologischen, histochemischen und physiologischen Ergebnisse zeigt, daß eine allgemein gültige Korrelation zwischen der Kontraktionsgeschwindigkeit einer Muskelfaser und ihrer Morphologie oder Histochemie bei Säugetieren nicht besteht.

Das gilt vor allem für morphologische Kriterien der Muskelfasern und der Form ihrer neuromuskulären Verbindung, die unter Mißachtung der physiologischen Befunde von Amphibien auf Säugetieren übertragen worden sind (Krüger, 1952). Während bei den Amphibien eine Unterscheidung von phasischen und tonischen Fasern möglich ist, sind zumindest in der Skeletmuskulatur der Säugetiere alle Muskelfasern phasisch. Diese sind zwar unterschiedlich schnell, haben aber elektrophysiologisch prinzipiell gleiche Eigenschaften, die sie von tonischen Muskelfasern unterscheiden.

Die makroskopische Farbe erlaubt ebenfalls keine für das Kontraktionsverhalten gültige Klassifizierung, zudem versagt sie, wenn verschiedene motorische Einheiten in einem gemischten Muskel beschrieben werden sollen. Auch die Unterscheidung der Fasern nach der Intensität (Engel, 1962) der histochemischen Reaktion auf die myofibrilläre ATPase hat bisher keine für die Korrelation mit physiologischen Daten verwertbaren Ergebnisse geliefert, obgleich sie wegen der Bedeutung der biochemisch nachweisbaren Fermentaktivität des Myosins für die Kontraktionsgeschwindigkeit theoretisch das beste Kriterium sein sollte. Allerdings ist noch nicht ausreichend gesichert, daß die gegenwärtig verwendeten histochemischen Nachweise tatsächlich die Fermenteigenschaft des biochemisch isolierten Myosins erfaßt.

Die beste derzeit mögliche Korrelation ist die mit dem Typ des vorherrschenden Energiestoffwechsels, der anhand des Substrat- und Enzymgehaltes oder der Mitochondrienverteilung bestimmt wird. Jedoch kann auch diese Korrelation nicht zwingend sein, da Energiebereitstellung und Kontraktion zwei getrennte Prozesse sind. Andererseits erscheint sie vor allem für Haltemuskeln sinnvoll: Langsame Muskelfasern haben eine niedere tetanische Fusionsfrequenz und damit eine niedere Innervationsfrequenz bei Willkürbewegungen, bei der in Verbindung mit einem aeroben Stoffwechsel und einer guten Capillarisierung eine geringe Ermüdbarkeit des Muskels gewährleistet ist. In der Tat sind bei Versuchstieren in der Regel Fasern mit einem hohen Gehalt an oxydativen Enzymen langsamer als solche mit einem hohen Gehalt an glycolytischen Enzymen. Die einzigen bisher sicher bekannten Ausnahmen bilden derM.vocalis des Kaninchens (Hall-Craggs, 1968) und einzelne motorische Einheiten aus dem M.tibialis anterior der Ratte (Edström und Kugelberg, 1968). In beiden Fällen sind mitochondrienreiche Muskelfasern schnell. Das wäre nach der oben ausgeführten Vorstellung dann zu erwarten, wenn sehr schnelle Muskeln häufig intermittierend arbeiten müssen; dagegen erscheinen langsame Fasern mit vorwiegend glycolytischem Stoffwechsel wenig sinnvoll, da diese Fasern wegen ihrer niedrigen tetanischen Fusionsfrequenz ausreichend mit Sauerstoff versorgt werden können. Derartige Fasern sind bisher auch nicht beschrieben worden.

## III. Quergestreifte Skeletmuskelfasern des Menschen

### A. Material und Methode

Von 16 männlichen und 8 weiblichen Leichen ohne bekannte neuromuskuläre Erkrankung und ohne Kachexie wurden Proben aus verschiedenen Muskeln untersucht. Das Alter der Verstorbenen war 7 und 19—85 Jahre. Die Proben wurden bis 7 Std (meist 3 Std) post mortem für die Elektronenmikroskopie und bis 24 Std (meist 5 Std) post mortem für die Lichtmikroskopie entnommen. Alle Präparate wurden zwischen zwei einstellbaren Klemmen in gespanntem Zustand fixiert. In Tabelle 1 sind die verwendeten Muskeln aufgeführt.

Da geeignetes Operationsmaterial nicht in ausreichender Menge bzw. von einigen Muskeln gar nicht anfällt, mußten auch für die Elektronenmikroskopie Muskeln von Verstorbenen benutzt werden. Autolytische Veränderungen, vor allem der Mitochondrien, waren deshalb unvermeidlich.

Elektronenmikroskopische Präparate wurden teils in 1% Osmiumtetroxyd in Veronalacetatpuffer (1 Std, pH 7,4), teils in 2,5% Glutaraldehyd (3 Std, pH 7,4) und 1% Osmiumtetroxyd in Phosphatpuffer (1 Std, pH 7,4) fixiert. Die Einbettung erfolgte in Epon 812, Schnitte wurden mit Uranylacetat (30 min) und Bleicitrat (30 min) (Reynolds, 1963) kontrastiert und in einem Siemens-Elektronenmikroskop ÜM 100 untersucht.

Für die Lichtmikroskopie wurden bis 2 cm dicke und bis 7 cm lange Streifen für 1—3 Tage in Calcium-Formol (Romeis, 1968) fixiert und in Gelatine eingebettet. 10—15 μm dicke Gefrierschnitte wurden mit Sudanschwarz B (1—2 Std) und Kernechtrot oder mit Eisenhämatoxylin nach Weigert gefärbt und ohne Entwässerung mit Gelatinol® eingedeckt.

Um die Dichte des T-Systems zu bestimmen, wurden in einigen Fasern je 200—300 Triaden gezählt und die Länge der zugehörigen Z-Streifen gemessen. Der Quotient: „Zahl der Triaden/μm Z-Streifen" is unabhängig vom jeweiligen Kontraktionszustand der Faser.

Je 100 Fasern aus 7 Regionen eines jeden Präparates wurden lichtmikroskopisch nach Fasertypen differenziert und ausgezählt.

Die Faserdurchmesser wurden folgendermaßen bestimmt: 2—4 Gesichtsfelder (180—500 Fasern) wurden bei 500facher Vergrößerung mit einem Zeichenprisma gezeichnet, die Typen markiert und der Mittelwert zwischen kleinstem und größtem Durchmesser jeder Faser errechnet. Für die graphische Darstellung teilten wir die Durchmesser in Gruppen von je 5 μm (z. B. 10,1—15,0 μm, 15,1—20,0 μm etc.). Die Fasern, die zur Bestimmung der Faserdurchmesser gezeichnet wurden, stammen aus wenigen Gesichtsfeldern eines kleinen Areals des Präparates. Deshalb muß die prozentuale Verteilung der Fasertypen in den Histogrammen nicht mit der, die aus 700 Fasern bestimmt wird (Tabelle 1 und 3), identisch sein.

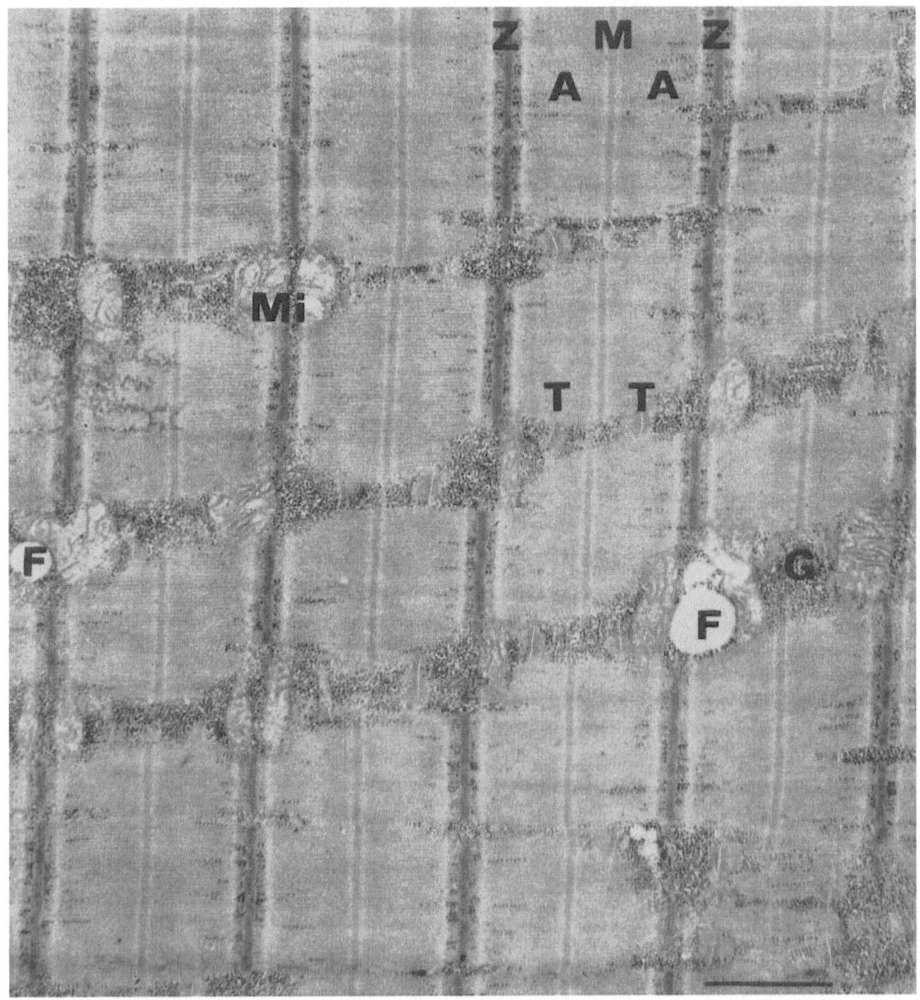


Abb. 2. M.extensor digitorum brevis. Die Muskelfaser ist kontrahiert, man erkennt neben Z- (*Z*) und M-Streifen (*M*) die A-Bänder (*A*), die I-Bänder sind kaum sichtbar. Zwischen den Filamentbündeln Sarcoplasmazüge, in denen Mitochondrien (*Mi*), Glycogengranula (*G*), zwei Neutralfettpartikel (*F*) und zahlreiche Triaden (*T*) liegen. Keine durchgehende Gliederung der Filamentbündel zu individuellen Fibrillen (Maßstabsstrich 1 μm)

## B. Die Bauelemente

(Mitochondrien s. III, C)

### 1. Fibrillen

Die Fibrillen erscheinen im elektronenmikroskopischen Bild im Längsschnitt meist 0,2—1 μm breit. Zwischen ihnen finden sich Grundplasma, Reticulum, T-Tubuli, Mitochondrien, Fettpartikel und Glycogengranula (Abb. 2, 5, 6). Die Abstände zwischen den Fibrillen können außerordentlich stark variieren und bei

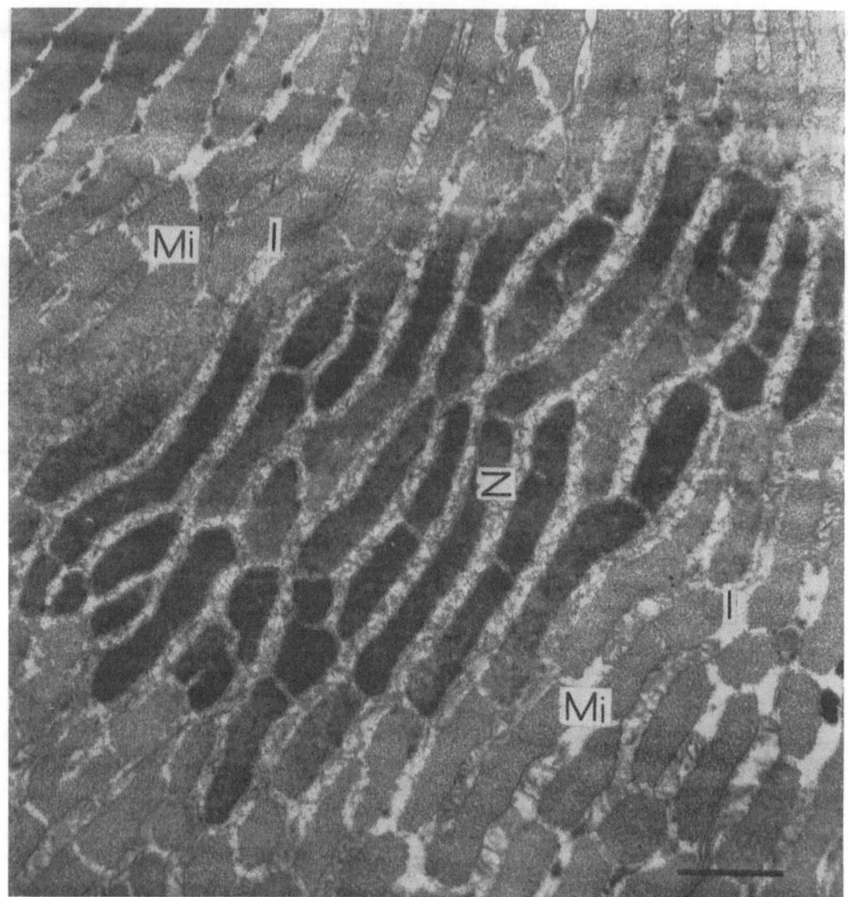


Abb. 3. Querschnitt durch eine Faser des M.biceps brachii. Teile des querverlaufenden Mitochondriensystems (*Mi*) sind getroffen. Der Schnitt geht durch den Z-Streifen (*Z*) und durch die angrenzenden I-Bänder (*I*). Schmale lamelläre Fibrillen (Maßstabsstrich 1 μm)

Schwellung der Faser durch schlechte Fixation zunehmen. Obgleich alle Präparate gestreckt fixiert wurden, wechselt der Kontraktionszustand der einzelnen Fasern. Z-Streifen und A-Band sind immer zu erkennen. Das I-Band ist in stark kontrahierten Fasern nicht deutlich. Manchmal erscheinen die Fibrillen im Längsschnitt mehrere Mikrometer breit, benachbart findet man häufig einige schmale Fibrillen (Abb. 22c, 23d). Im Querschnitt der Fasern erkennt man, daß diese Fibrillen bandförmig sind (Abb. 3, 22b). Die Regel ist jedoch ein etwa isodiametrischer Querschnitt (Abb. 4, 13a). In vielen Fällen scheinen beide Fibrillenformen in der gleichen Faser vorzukommen bzw. ineinander überzugehen (Abb. 24d). Auf keinen Fall ist die Bandform auf mitochondrienreiche Fasern beschränkt.

Die Form der Fibrillen auf lichtmikroskopischen Querschnitten ist lange eine Streitfrage gewesen (Krüger, 1952, ältere Lit. s. dort). Elektronenmikroskopische Befunde zeigen, daß in den meisten Fällen Fibrillen lichtmikroskopisch über-

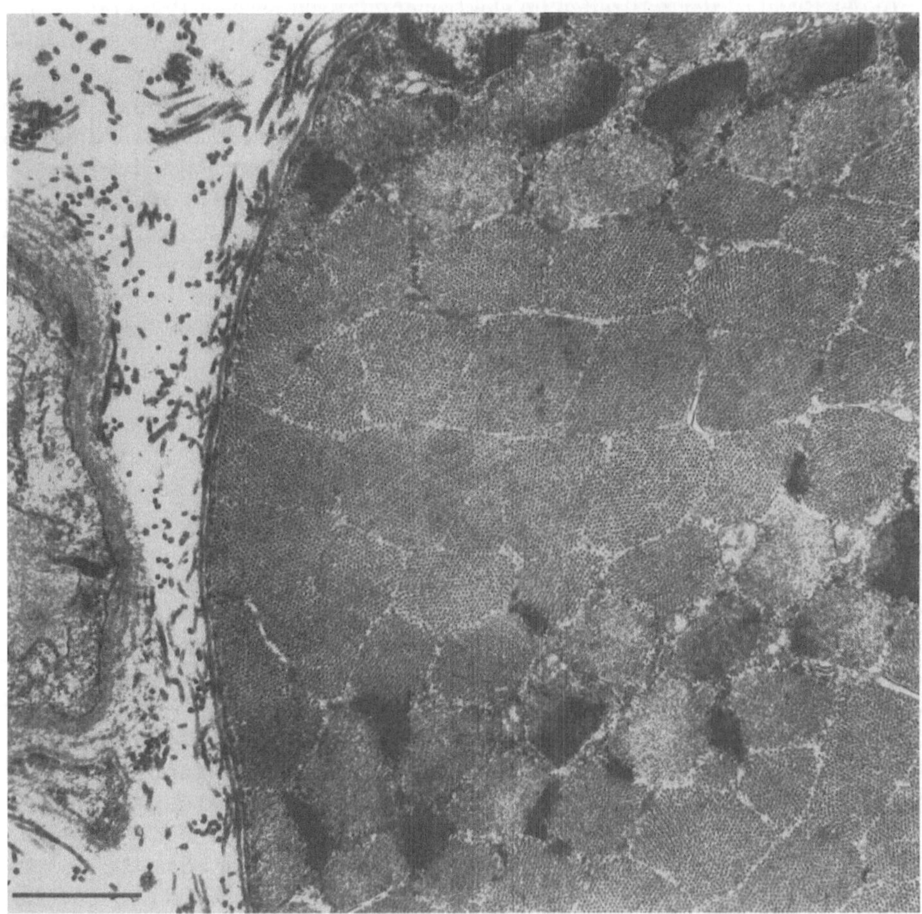

Abb. 4. Querschnitt durch eine Faser des M.triceps brachii. Links eine Capillare, ganz oben Anschnitt eines Muskelzellkerns. Oben und unten ist ein Z-Streifen getroffen. In Höhe des A-Bandes (Mitte) nur wenig sarcoplasmatische Elemente zwischen den Filamenten. Die Form der Fibrillen in Höhe von Z-Streifen und A-Band ist isodiametrisch polygonal (vgl. dagegen Abb. 3). Deutliche orthogonale Anordnung der Filamentquerschnitte im Bereich der flach getroffenen Z-Streifen, die dünnen Filamente in den jeweils angrenzenden I-Bändern sind ungeordnet. In den A-Bändern (Mitte und unten rechts) auch dicke Filamentquerschnitte. Der Aufbau des Sarcolemms aus Plasmalemm und Basalmembran ist deutlich zu erkennen. Die anliegenden Kollagenfibrillen verlaufen bevorzugt in Richtung der Muskelfaser. (Maßstabsstrich 1 μm)

haupt erst sichtbar werden können, wenn das kontraktile Material durch die Quellung des Sarcoplasmas auseinandergedrängt wird.

Die Gesamtheit der Filamente in der Faser wird durch Sarcoplasma aufgeteilt. Form und Größe einer „Myofibrille" wechseln über die Länge der Muskelfaser erheblich und zwar oft schon im Bereich weniger Sarcomere. Dadurch kommt eine micelläre Bauweise zustande. Diese Bauweise bedingt, daß unter dem Lichtmikroskop aus menschlichen Muskelfasern nur kurze Myofibrillenfragmente isoliert werden können.

In der Regel ist der Z-Streifen im elektronenmikroskopischen Präparat schmal und gerade (Abb. 2, 6, 13b, 15). In einzelnen Fasern einiger innerer Kehlkopfmuskeln (s. IV) und der Mm. omohyoideus und thyreohyoideus ist er breiter und zeigt einen welligen Verlauf (Abb. 22c, 23d, 24b). In diesen Fällen ist kein deutlicher M-Streifen darstellbar. Morphologisch ähneln diese Fasern den tonischen Skeletmuskelfasern des Frosches (Peachey und Huxley, 1962; Page, 1965).

Ruska und Edwards (1957) und Thoenes und Ruska (1960) beschrieben in Skeletmuskeln der Drossel und Herzmuskelzellen der Maus myofibrillenähnliche Bildungen mit „Sarcomeren" von nur 0,13 μm Länge und nannten sie „leptomere Fibrillen". Derartige Fibrillen sind beim Menschen in intrafusalen Muskelfasern außerordentlich häufig (Rumpelt und Schmalbruch, 1969, Lit. s. dort), fehlen aber in extrafusalen Muskelfasern.

## 2. Sarcolemm

Meist liegt das Sarcolemm unmittelbar den Fibrillen an (Abb. 4). Bei kontrahiert fixierten Muskeln bildet es Buchten, d. h. es verläuft im Längsschnitt gewellt (Abb. 5, 15a). Diese Buchten halten sich meist, aber nicht immer, an die Sarcomergrenzen. Auch bei M können Einfaltungen vorkommen (Abb. 5). Die entsprechenden Bildungen an Herzmuskelzellen (Festons) sind sehr regelmäßig und an die Sarcomere gebunden. Sie enthalten oft je ein ovales Mitochondrium. In Skeletmuskeln sind die Ausbuchtungen ungleich groß. Lichtmikroskopisch treten sie kaum hervor. Manchmal finden sich in ihnen Glycogengranula, mehrere sehr kleine Mitochondrien oder Lipofuscinpartikel.

Das Sarcolemm besteht aus der Zellmembran der Muskelzelle (Plasmalemm) und der außen aufliegenden im elektronenmikroskopischen Präparat 20—50 nm dicken Basalmembranen (Abb. 4). Basalmembran und Plasmalemm erscheinen durch einen etwa 30 nm breiten adielektronischen Spalt voneinander getrennt. In manchen Arbeiten (Lit. und Diskussion s. Bennett, 1960) wird dem Sarcolemm auch das Gespinst von Kollagenfasern, das die Muskelfaser umgibt (Abb. 4), zugerechnet (z. B. Mauro und Adams, 1961). Diese Definition ist von lichtmikroskopischen Versilberungspräparaten abgeleitet und insofern gerechtfertigt als die Kollagenhülle mechanisch zum Sarcolemm gehört. Sie geht mit ein in die Bestimmung der Zugfestigkeit des Sarcolemms (Casella, 1951), da sie an isolierten Einzelfasern und auch an experimentell entleerten „Sarcolemm"-Schläuchen erhalten bleibt (Mauro und Adams, 1961).

## 3. T-System und sarcoplasmatisches Reticulum

T-System und sarcoplasmatisches Reticulum zeigen in menschlichen Skeletmuskelfasern die gleiche Anordnung wie bei kleineren Versuchstieren (s. Einleitung und Abb. 1). Es bestehen jedoch Unterschiede in der Ausbildung der einzelnen Elemente des Reticulums. Meist kommen nur die terminalen Zisternen zur Darstellung, deren Innenphase in unserem glutaraldehydfixierten Material elektronendichter ist als die Innenphase des T-Systems (Abb. 6). Peachey (1965) hatte bei Froschmuskelfasern ein dichtes granuläres Material in den terminalen Zisternen beschrieben, daß von Philpott und Goldstein (1967) aufgrund seiner Kontrastierbarkeit mit Thorium-Dioxyd als Bindungsort für Calcium-Ionen angesehen wurde.

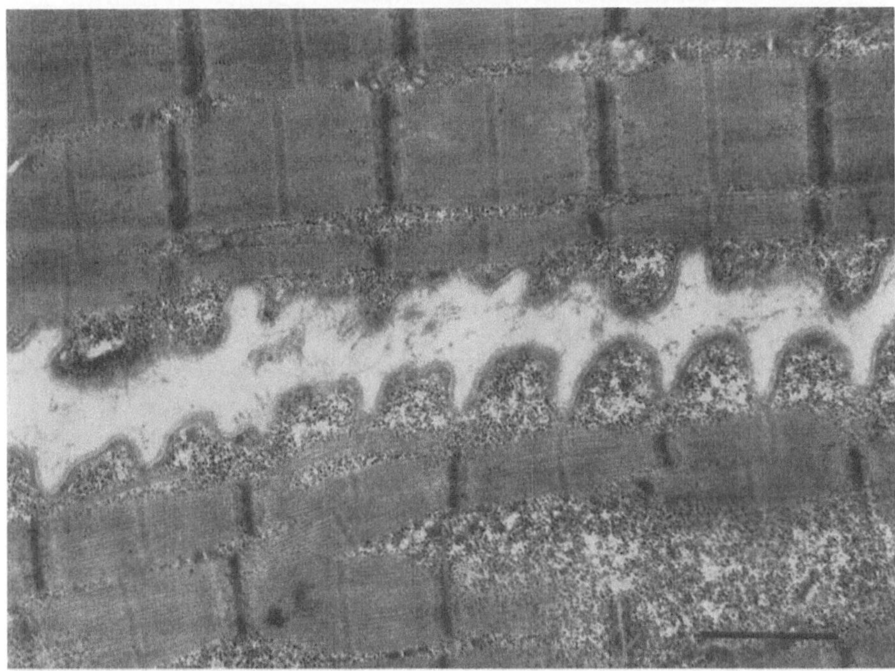

Abb. 5. M.tensor fasciae latae. Beide Fasern sind kontrahiert, das Sarcolemm bildet bevorzugt bei den M- und Z-Streifen Buchten, in denen Glycogengranula liegen. Unten in der Mitte eine schrägverlaufende Fibrillenbrücke (Maßstabsstrich 1 μm)

Longitudinale Tubuli und vor allem der in Sarcomermitte liegende Abschnitt (s. Einleitung) sind nur äußerst selten zu erkennen. Diese Teile des sarcoplasmatischen Reticulums sind beim Frosch (Peachey, 1965) und auch bei der Ratte sehr viel besser ausgebildet als beim Menschen.

Triaden sind in verschiedenen Fasertypen (s. III, C) gleich häufig. Die Dichte schwankt in der Skeletmuskulatur unsystematisch zwischen 0,3 und 1/μm Z-Streifen.

## 4. Glycogen

Glycogenpartikel kommen in Zellen von Säugetieren in zwei Formen vor. Sog. α-Partikel erscheinen als bis zu 100 nm große Rosetten, während sog. β-Partikel kugelförmig sind und einen Durchmesser von 15—30 nm haben. In Skeletmuskelfasern von Säugetieren finden sich nur β-Partikel (Abb. 6). Durch die starke Affinität zu Bleisalzen und ihre Größe lassen sie sich meist, aber keineswegs immer, eindeutig von anderen Granula im Cytoplasma, besonders von Ribosomen, unterscheiden.

In der Regel liegt die Masse des Glycogens in der Nähe der Z-Streifen. Lichtmikroskopisch ist es so möglich, die Querstreifung der Muskelfaser mit Hilfe der PAS-Färbung darzustellen. Außer dieser von der Sarcomereinteilung bestimmten Verteilung finden sich Glycogen unter dem Sarcolemm (Abb. 5), in der Nähe von Kernen (Abb. 8d) sowie zuweilen in breiteren „Glycogenstraßen“ zwischen den Fibrillen.

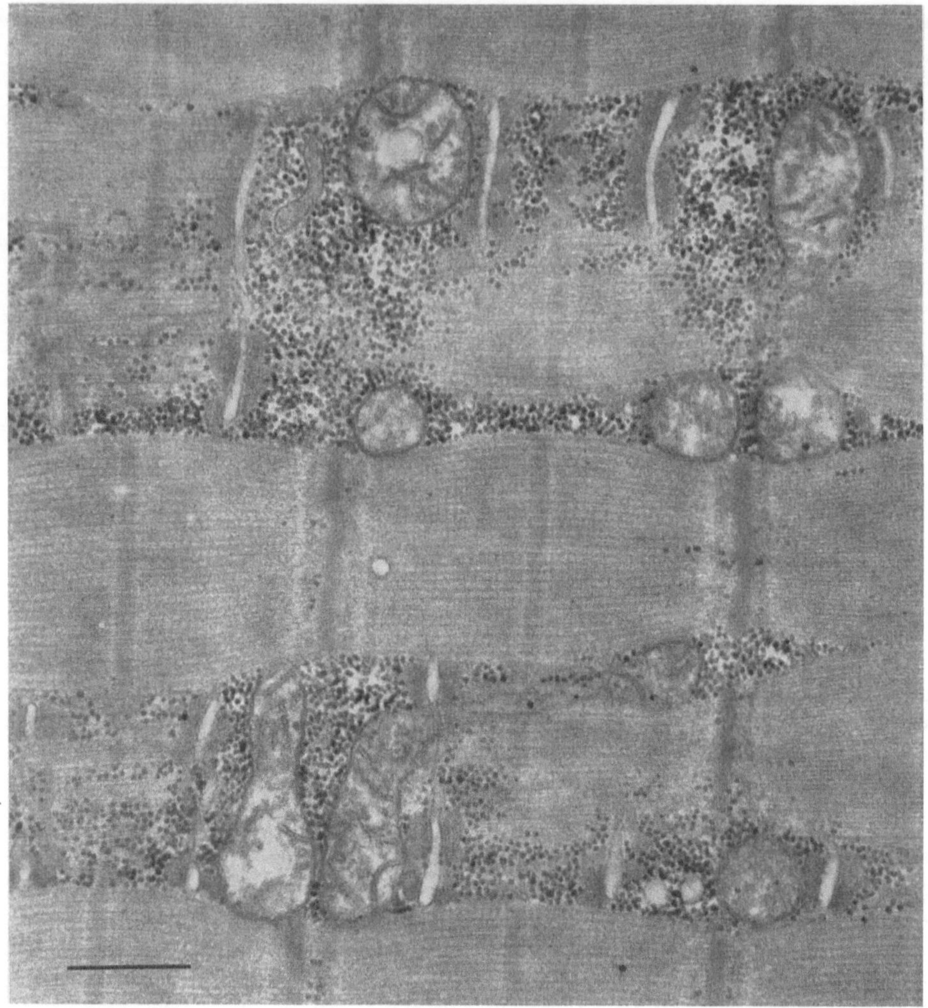

Abb. 6. M.extensor digitorum longus. Mehrere Triaden und Mitochondrienanschnitte zwischen den Fibrillen, zahlreiche Glycogengranula im Grundplasma. Die Innenphase der terminalen Zisternen ist elektronendicht, die der T-Systeme dielektronisch. Die Aufhellungen in der Matrix der Mitochondrien sind präparationsbedingt. (Maßstabsstrich 0,5 μm)

Wanson und Drochmans (1968) verglichen bei Kaninchen α-Glycogenpartikel aus der Leber und β-Glycogenpartikel aus der Skeletmuskulatur. In Dünnschnitten fanden sie, daß die β-Partikel im Gegensatz zu den α-Partikeln einen sehr einheitlichen Durchmesser ($27{,}3 \pm 0{,}13$ nm) hatten. Chemisch unterschieden sich die β-Partikel durch einen schwer abtrennbaren Proteingehalt von mindestens 3% von den leicht zu reinigenden α-Partikeln aus der Leber.

Die gleichen Autoren beobachteten, daß die β-Glycogenpartikel gelegentlich „in einem mehr oder weniger regelmäßigen Muster“ gepackt waren. Diese Anordnung war in manchen unserer Präparate sehr ausgeprägt (Abb. 7). Die Bedin-

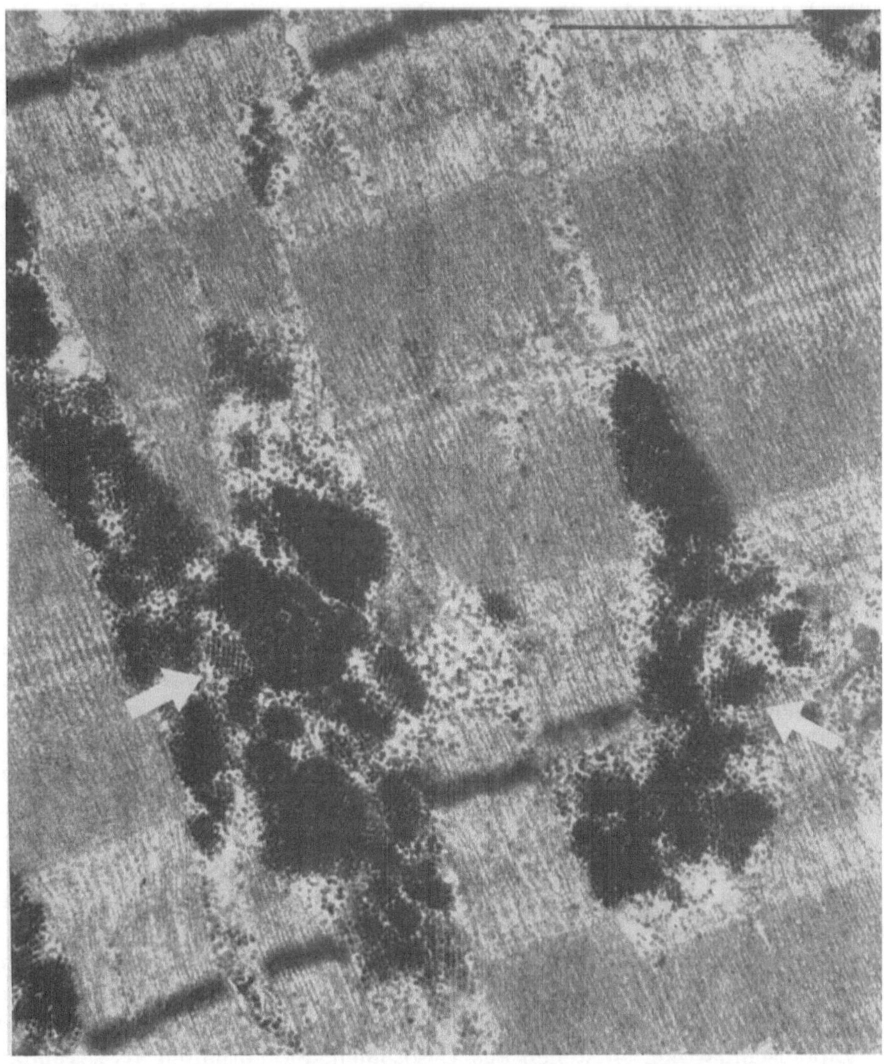

Abb. 7. Kristalloide aus Glycogenpartikeln. Im Schnitt meist hexagonales, jedoch auch orthogonales (↗) Muster. (Maßstabsstrich 1 μm)

gungen, unter denen es so zur Bildung kristalliner Ordnungen (Schmalbruch, 1967c) kommen kann, sind unbekannt. Der Vorgang läßt sich exemplarisch mit Kugeln, z. B. Latexpartikeln, simulieren, wenn diese auf einer Suspension mit enger Teilchengrößenverteilung eingetrocknet werden (Luck, 1967, eigene Beobachtung). Das Muster der „Kristalloide" im Muskel (und der Latexpartikel) kann auf dem Schnitt orthogonal oder hexagonal sein. Die „Kristalloide" liegen meist neben den I-Streifen und sind dort bis 0,5 μm groß, sie können aber auch, unterbrochen von ungeordneten Bezirken, bis 5 μm große Areale in der Nähe von Kernen einnehmen. Manche erstrecken sich 2—3 μm lang zwischen den Myofibrillen. Da wir sie zwar bei allen unserer Probanden, nie jedoch in frisch fixierten Muskeln von Versuchstieren sahen, erfolgt die Bildung möglicherweise postmortal. Caulfield et al. (1968) und Burch et al. (1968) fanden in zwei 11 Std bzw. „kurz" nach dem Tode entnommenen Muskeln identische Strukturen und beschrieben sie als Viren.

Folgende Argumente sprechen für die Bildung dieser „Kristalloide" aus Glycogen: 1. Sie färben sich stark mit Bleisalzen. 2. Lichtmikroskopisch sind entsprechende Bezirke von Präparaten, die besonders viel Kirstalloide enthalten, PAS-positiv. 3. Morphologisch gleichen die Elementarteile $\beta$-Glycogenpartikeln. 4. In der Faser haben sie die gleiche Lokalisation wie Glycogen. 5. Sie treten bevorzugt in mitochondrienärmeren und glycogenreicheren Fasern auf (Abb. 15b).

## 5. Neutralfett und Lipofuscin

Die Lipide der Muskelfaser sind zum größten Teil Triglyceride, die als Tropfen zwischen den Myofibrillen liegen und morphologisch leicht zu identifizieren sind. Daneben kommen vorwiegend Phospholipide in den Membranen vor. Lipofuscinpartikel enthalten Fette unterschiedlicher Zusammensetzung.

Da die meisten der für die elektronenmikroskopische Präparation verwendeten Entwässerungsverfahren mit starken Fettlösungsmitteln arbeiten, erscheinen vor allem Triglyceridtropfen morphologisch nach unterschiedlichen Fixierungs- und Einbettungsmethoden unterschiedlich. Bei der von uns verwandten Eponeinbettung fanden wir, daß Osmiumtetroxyd allein Neutralfett gut fixiert, so daß bei der Entwässerung meist nur wenig geschwärztes Fett in Lösung geht. Nach vorheriger Glutaraldehyd-Fixierung mit folgender Osmium-Fixierung jedoch werden osmierte Lipide in der ersten Alkoholstufe gelöst und färben die Entwässerungsflüssigkeit schwarz. Morphologisch stellen sich Neutralfette nach alleiniger Osmium-Fixierung als stark adielektronische Partikel mit unregelmäßiger Kontur dar (Abb. 8, 14a), während sie nach vorheriger Glutaraldehyd-Fixierung in der Regel als dielektronische glattbegrenzte Vacuolen erscheinen (Abb. 2, 8b).

Mit Beginn des dritten Jahrzehnts sind bei jedem Menschen Lipofuscinpartikel in der Skeletmuskulatur nachweisbar, die Menge nimmt mit dem Alter weiter zu. In intrafusalen Fasern sahen wir Lipofuscin schon bei einem siebenjährigen Mädchen. Lipofuscinpartikel entstehen aus Lysosomen. Sie enthalten als sekundäre Lysosomen Substanzen, die beim Abbau von Zellorganellen nicht durch die lysosomalen Fermente abgebaut worden sind. Vorwiegend sind dieses Lipide, da Lipasen in den Lysosomen der meisten Zellen nicht (oder nicht in ausreichender Menge) vorkommen oder zumindest die veränderten Fette, die beim Zerfall von Zellorganellen auftreten, nicht mehr abzubauen vermögen. Später verlieren sie die lysosomalen Fermente, so daß man dann von „Rest-Körpern" oder „Post-Lysosomen" sprechen muß (de Duve und Wattiaux, 1966). Morphologisch bestehen sie aus einem globulären Anteil aus Neutralfetten (Abb. 8b), dem anfänglich ein stark osmiophiler Teil aus anderen Lipiden kappenförmig aufsitzt. Später verschmelzen mehrere derartiger Körper, wobei die nicht globulären Abschnitte zunehmen und mehrere kleine Globuli umfließen (Abb. 8c).

Eine Besonderheit der quergestreiften Muskelfasern sind Lipofuscinpartikel, die Bündel von Filamenten enthalten (Abb. 8d). Sie sind ziemlich selten und zeigen,

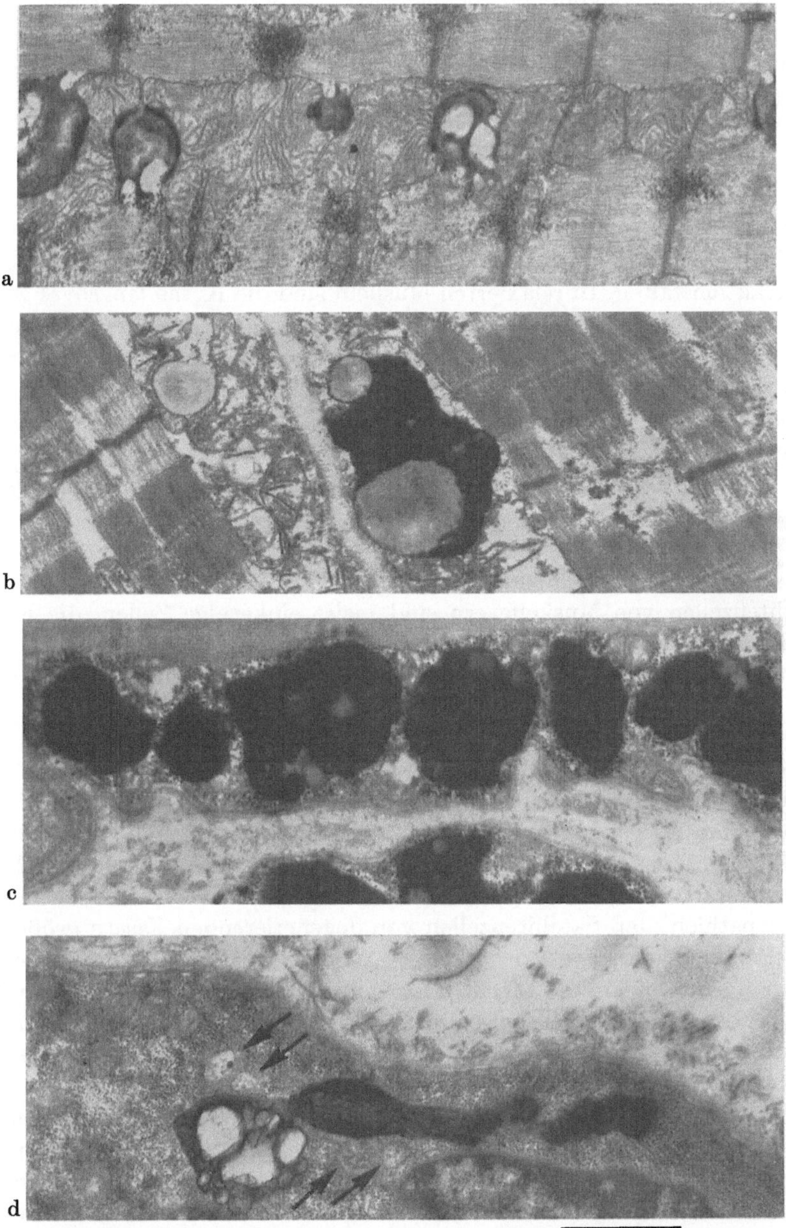


Abb. 8a. M.vastus medialis. Neutralfettpartikel und Mitochondrien nach Osmiumfixierung. Die Triglyceridtropfen sind stark adielektronisch, sofern nicht bei der Dehydratisierung partiell gelöst. b M.sartorius. Glutaraldehydfixiert. Links ein Neutralfettpartikel zwischen Mitochondrien, rechts Lipofuscin. Man erkennt zwei schwächer osmiophile globuläre teilweise von einer stark osmiophilen Substanz umflossene Anteile. c M.extensor digitorum longus. Glutaraldehydfixiert. Große Lipofuscinkörper, die nur kleine globuläre Anteile erkennen lassen. d M.peroneus brevis. Glutaraldehydfixiert. Lipofuscinpartikel mit längsgerichteten Filamenten. In der Nachbarschaft sind mehrere multivesiculäre Körper zu erkennen (↗). Unten Anschnitt eines Kernes. Im Grundplasma Glycogen (Maßstabsstrich 1 μm)

daß hier Fibrillen unvollkommen abgebaut worden sind. Es ist unbekannt, warum gelegentlich die vollständige Lyse der Filamente unterbleibt oder verzögert wird. Die multivesiculären Körper in der Nähe eines dieser Lipofuscinpartikel mit Filamenten (Abb. 8d) sind morphologisch als Lysosomen anzusehen (de Duve und Wattiaux, 1966).

## 6. Kerne

Die Form der Kerne der Muskelfasern hängt stark vom Kontraktionszustand der Fibrillen ab. Die im Lichtmikroskop sichtbare unregelmäßige Kontur beruht auf Kontraktionsfalten. In relaxierten Muskeln sind die Kerne längsoval geformt und im Umriß glatt. Cytoplasmatische Inclusionen oder Pseudoinclusionen kommen nicht vor. Zentral gelegene Muskelfaserkerne haben wir elektronenmikroskopisch nie beobachten können. Oft findet man bei menschlichem Material eine marginale Kondensation des Chromatins (David 1964), lichtmikroskopisch bei stärkerer Ausprägung als Kernwandhyperchromasie bekannt. Da diese bei optimal fixierten Tiermuskeln vermißt wird, ist sie wohl postmortalen autolytischen Veränderungen zuzuschreiben.

## 7. Satellitenzellen

Satellitenzellen von Muskelfasern sind meist einkernige Zellen, die in einer flachen Impression der Faser zwischen Basalmembran und Plasmalemm liegen (Abb. 9b). In normalen Skeletmuskeln von Versuchstieren wurden sie zuerst bei Mäusen, Ratten und Fröschen als Einzelbeobachtungen gesehen (Mauro, 1961; Schmalbruch, 1964). Auffällig viele dieser Zellen fand Laguens (1963) in menschlichem Material bei einer Dystrophia musculorum progressiva. Er schrieb diesen Zellen eine trophische Funktion zu. Muir et al. (1965) stellten ausführlich die Morphologie dar. Es wurde vermutet, daß Satellitenzellen ruhende Myoblasten seien und daß von ihnen u. U. eine Regeneration von Muskelfasern ausgeht (Mauro, 1961; Betz et al., 1966). Shafiq et al. (1967) zeigten bei verschiedenen menschlichen Myopathien, daß Satellitenzellen von degenerierenden Fasern größer werden und daß im Grundplasma der Satellitenzellen freie Ribosomen auftreten und sich Myofilamente bilden, die Fibrillen formen. Reger und Craig (1968) fanden in einem hypertrophierenden Muskel bei einem Patienten mit einer Myopathie, daß Satellitenzellen mit den Muskelfasern verschmelzen und damit zur Vergrößerung der Muskelfasern beitragen.

An intrafusalen Fasern von Mensch und Ratte sind Satellitenzellen außerordentlich häufig, sie kommen dort fast nur an sogen. nuclear bag-Fasern vor (Rumpelt und Schmalbruch, 1969). An extrafusalen Fasern sind Satellitenzellen beim Menschen häufiger als bei Mäusen und Ratten. In dem meist schmalen Cytoplasmasaum liegen Teile eines granulären Reticulums und andere cytoplasmatische Organellen. Die Zellen laufen in schmalen Fortsätzen aus (Abb. 9c). Abb. 10 zeigt eine zweikernige Satellitenzelle. Da wir nie unregelmäßig geformte Kerne in Satellitenzellen sahen, erscheint es unwahrscheinlich, daß bei dieser Zelle der gleiche Kern zweimal getroffen worden ist. In Form, Größe und Chromationsgehalt unterscheiden sich die Kerne der Satellitenzellen kaum von denen der Muskelfaser. Da der Spaltraum zwischen Plasmalemm der Satellitenzelle und Plasmalemm der Muskelfaser um 30 nm breit ist, können in normalen Muskeln Satellitenzellkerne lichtmikroskopisch nicht von Muskelfaserkernen abgegrenzt werden.

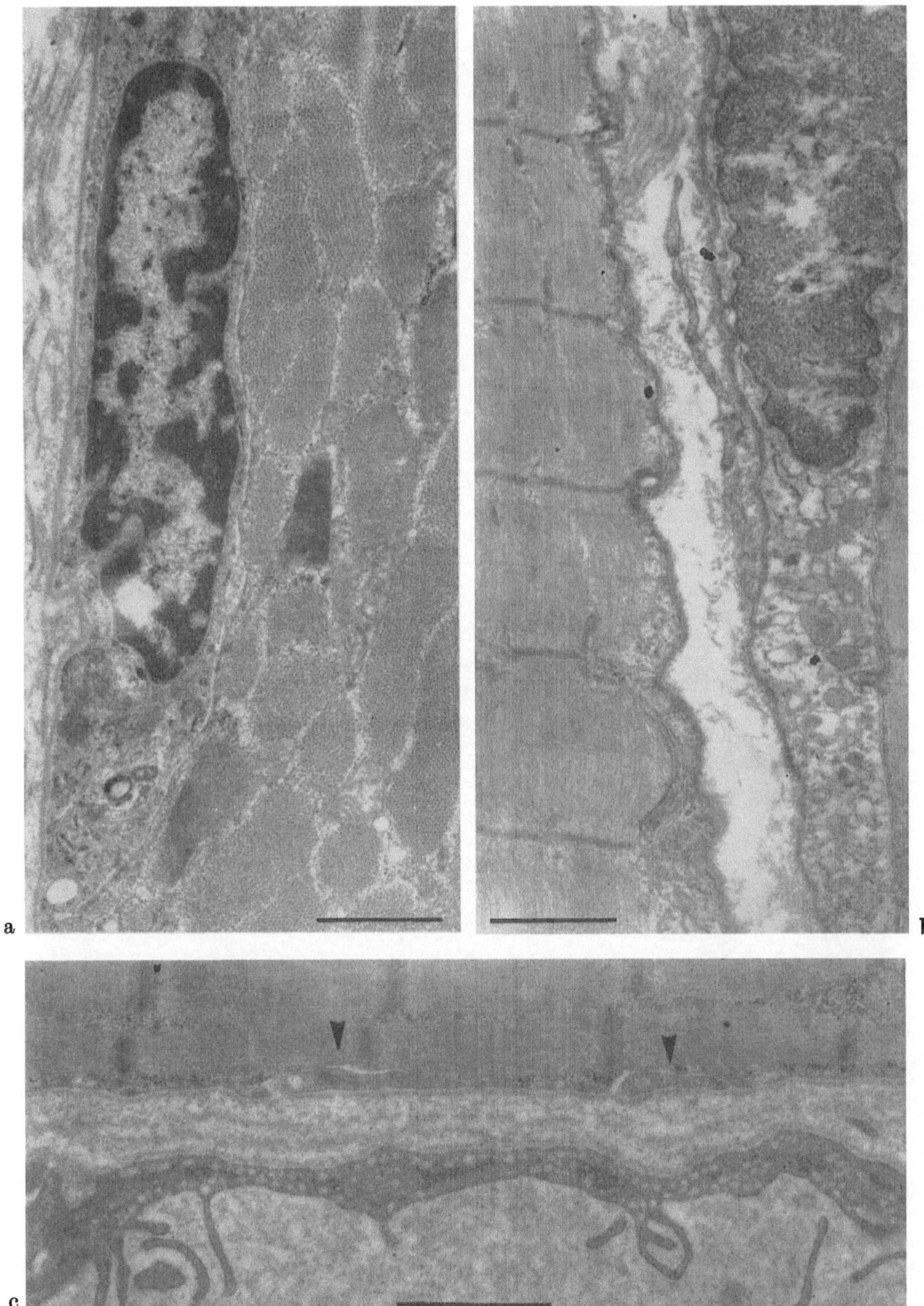


Abb. 9. a M.triceps brachii. Querschnitt. Satellitenzelle zwischen Basalmembran und Plasmalemm der Muskelfaser. An den Kernpolen freie und membrangebundene Ribosomen (Maßstabsstrich 1 μm). b M.trapezius. Längsschnitt. Satellitenzelle mit hellem Cytoplasma. Am unteren Kernpol granuläres Reticulum. Darunter Zellorganellen, die morphologisch als Lysosomen zu identifizieren sind (Maßstabsstrich 1 μm). c M.triceps brachii. Zwei sehr dünne Ausläufer (▲) einer Satellitenzelle unter der Basalmembran. Unten flache Endothelzelle einer Kapillare mit zahlreichen cytopemptischen Vesikeln (Maßstabsstrich 1 μm)

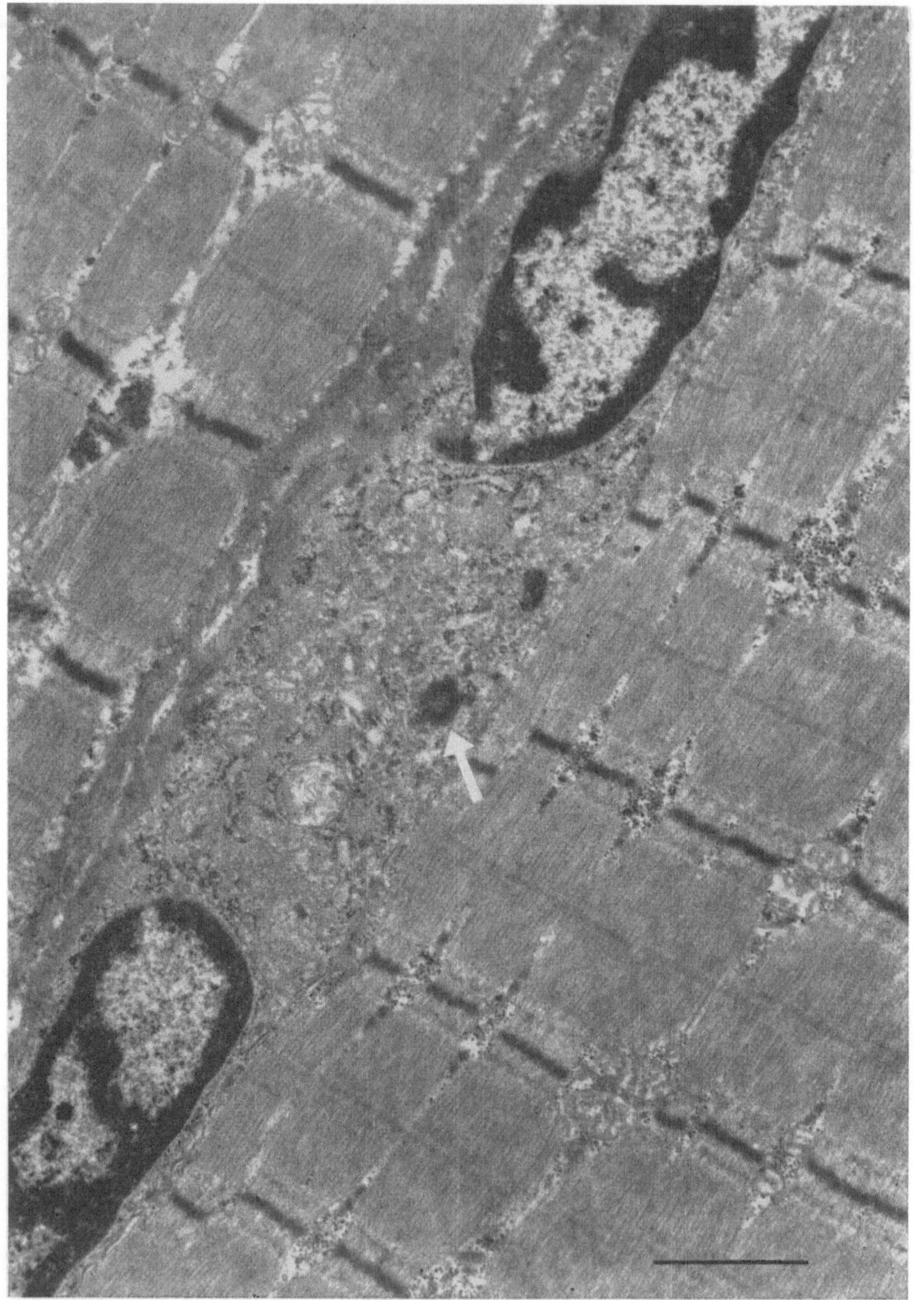

Abb. 10. M.triceps brachii. Zweikernige Satellitenzelle. Zwischen den Kernen Mitochondrien, Ribosomen und ein schräg getroffenes Centriol (↗) (Maßstabsstrich 1 μm)

### 8. Sehnenansätze

Im Übergangsbereich zur Sehne ist das Ende der Muskelfaser unregelmäßig tief zerklüftet. In über 50 μm Entfernung vom Faserende erscheinen dadurch bei entsprechender Schnittrichtung Bindegewebs„einschlüsse" (Abb. 11a). Eine weitere Zunahme der Fläche des Sarcolemms erfolgt durch die Art der Verankerung der Kollagenfibrillen der Sehne, die nicht direkt in die Myofibrillen übergehen (Ruska, 1954; Gelber, Moore und Ruska, 1960). Das Kollagen tritt in 0,1—0,2 μm weite Zwischenräume zwischen 2 μm lange und 0,3—1 μm dicke fingerförmige Ausstülpungen des Sarcolemms ein, in denen das kontraktile Material über I-Filamente an halbdesmosomartigen Membranverdickungen inseriert (Abb. 11b).

Die beschriebenen Einfaltungen des Sarcolemms am Ende der Muskelfaser vergrößert die Fläche, über die die Kraft übertragen wird und bewirkt zusätzlich eine Homogenesierung der Kraftverteilung.

## C. Die Fasertypen und ihre Verteilung in verschiedenen menschlichen Muskeln

### 1. Elektronenmikroskopie

Wie in der Einleitung dargestellt, ist in Tierversuchen bisher lediglich die Differenzierung der Fasern nach ihrem oxydativen bzw. glycolytischen Stoffwechsel einigermaßen sicher mit dem Kontraktionsverhalten zu korrelieren.

Die Enzyme der Atmungskette sind in den Innenmembranen der Mitochondrien lokalisiert (Green und Perdue, 1966). Die Menge der insgesamt vorhandenen Mitochondrien-Innenmembranen (Cristae) kann damit als morphologisches Äquivalent für den oxydativen Stoffwechsel der Zelle angesehen werden.

Die Mitochondrien in den Muskelfasern des Zwerchfells der Ratte bilden Siebplatten in Höhe von I, die u. U.durch längsverlaufende Mitochondrienstäbe gerüstartig zusammenhängen (Bubenzer, 1964, Ruska, 1965, Bubenzer, 1966). Auch in menschlichen Muskelfasern können solche Gerüste vorliegen. Da jedoch Muskelfasern des Menschen mitochondrienärmer sind als Muskelfasern des Rattenzwerchfells, sind die Gerüste beim Menschen oft unterbrochen. Ihr Hauptbestandteil sind Mitochondriensiebe, die in Höhe der I-Bänder die Faser durchziehen (Abb. 3, 12) und zu denen die zwischen den I-Bändern zu findenden runden bzw. ovalen Mitochondrienanschnitte gehören (Abb. 2, 6, 14). Die Dichte dieser Siebe und der Grad ihrer Verbindung zu Gerüsten durch längsverlaufende Mitochondrienstäbe ist abhängig vom Muskel, dem die Faser entnommen wurde und von dessen jeweiligem Fasertyp.

Jene Mitochondrien, die in Haufen in Gefäßnähe unter dem Sarcolemm liegen (Abb. 14b), sind kugelig der elliptoid und entsprechen als einzeln isolierbare Mitochondrien denen in Herzmuskelzellen. Sie gehören nicht zu den geschlossenen Mitochondriensystemen.

Anhand der Mitochondrienverteilung lassen sich elektronenmikroskopisch beim Menschen drei Fasertypen unterscheiden (Abb. 15). Die erste Art (Abb. 13) zeigt im Längsschnitt inkonstant kleine Mitochondrienanschnitte in Höhe der I-Bänder und kaum Mitochondrienanschnitte längs zwischen den Myofibrillen. Subsarcolemmale Mitochondrienanhäufungen fehlen diesen Fasern. Neutralfettpartikel sind sehr selten. Diese Fasern entsprechen den sog. „weißen Muskel-

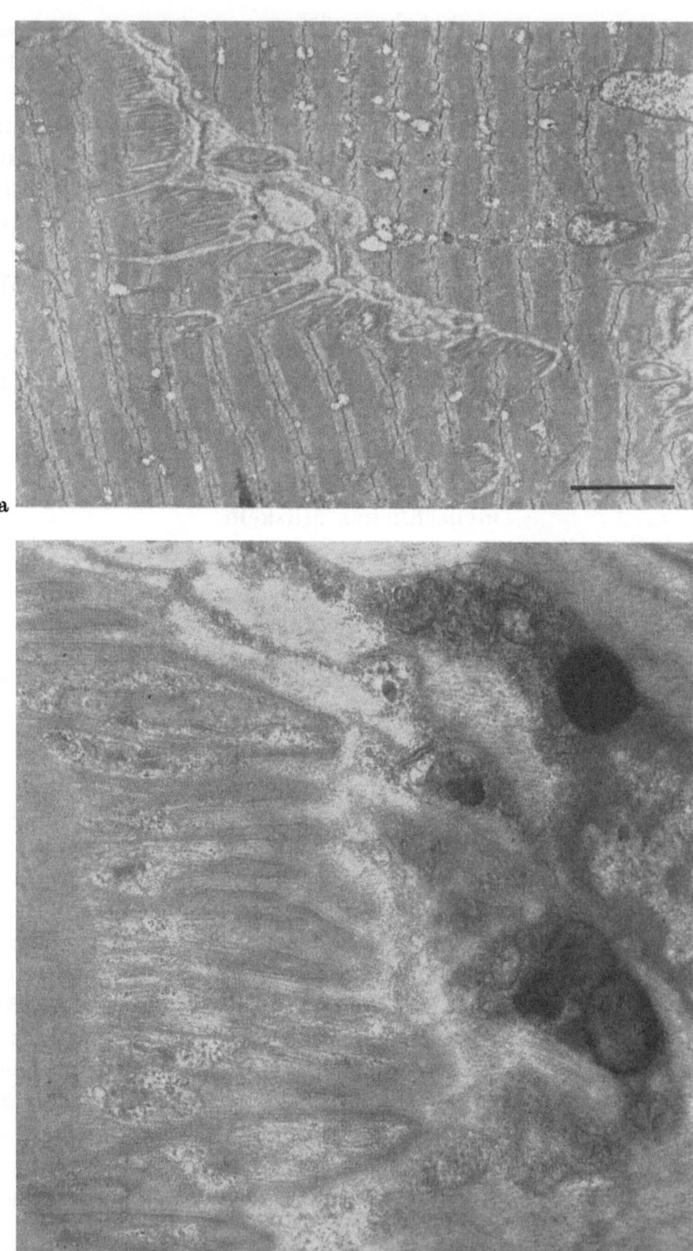


Abb. 11a u. b. M.cricothyreoideus. a Ende der Muskelfaser mit Übergang in die Sehne. Mehrere Bindegewebsspalten zeigen, daß das Faserende stark zerklüftet ist (Maßstabsstrich 5 μm). b Fingerförmige Ausstülpungen des Sarcolemms, zwischen denen Kollagenfibrillen inserieren. Rechts Fibrocytenfortsätze mit Lipofuscin und einem Kern (Maßstabsstrich 1 μm)

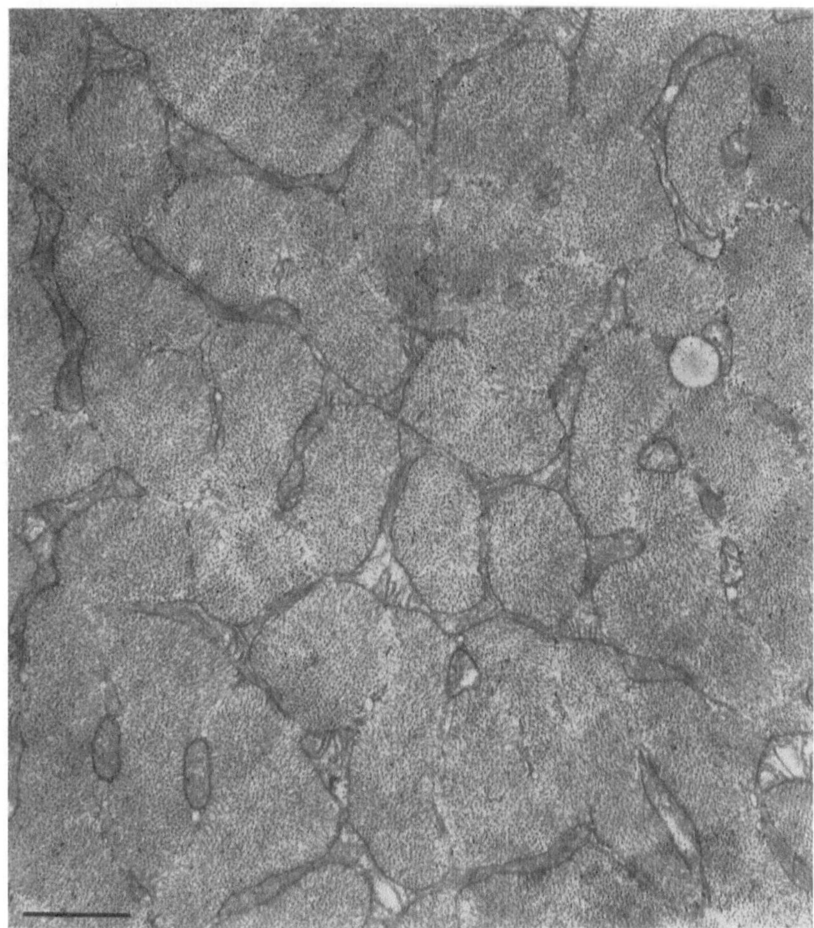

Abb. 12. M.extensor digitorum. Querschnitt. Teile eines siebartigen querverlaufenden Mitochondriums sind in der Fläche getroffen. Rechts Neutralfett (Maßstabsstrich 1 μm)

fasern" oder Fasern vom *Typ A* in der Skeletmuskulatur von kleinen Säugetieren (Gauthier und Padykula, 1966; Gauthier, 1969) bzw. den dicken Fasern (Wolff, 1966; Bubenzer, 1966) im Zwerchfell der Ratte und färben sich nicht mit Sudanschwarz B (Abb. 16a, 17a).

Eine andere Faserart dagegen enthält zahlreiche Neutralfettpartikel (Abb. 14a, b) und große Mitochondrienanschnitte in Höhe der I-Bänder, zwischen denen Längsverbindungen häufig sind. Oft verlaufen Sarcoplasmastraßen längs zwischen den Fibrillen, die außer Mitochondrien und den erwähnten Neutralfettpartikeln auch Glycogen enthalten. Neben den Capillaren finden sich Aussackungen des Sarcolemms, die mit freien Mitochondrien gefüllt sind. Dieser Fasertyp (*Typ C*) gleicht den „roten" Fasern kleiner Säugetiere (Gauthier und Padykula, 1966; Schmalbruch, 1967a; Gauthier, 1969) bzw. den dünnen Fasern im Zwerchfell der Ratte (Wolff, 1966; Bubenzer, 1966).

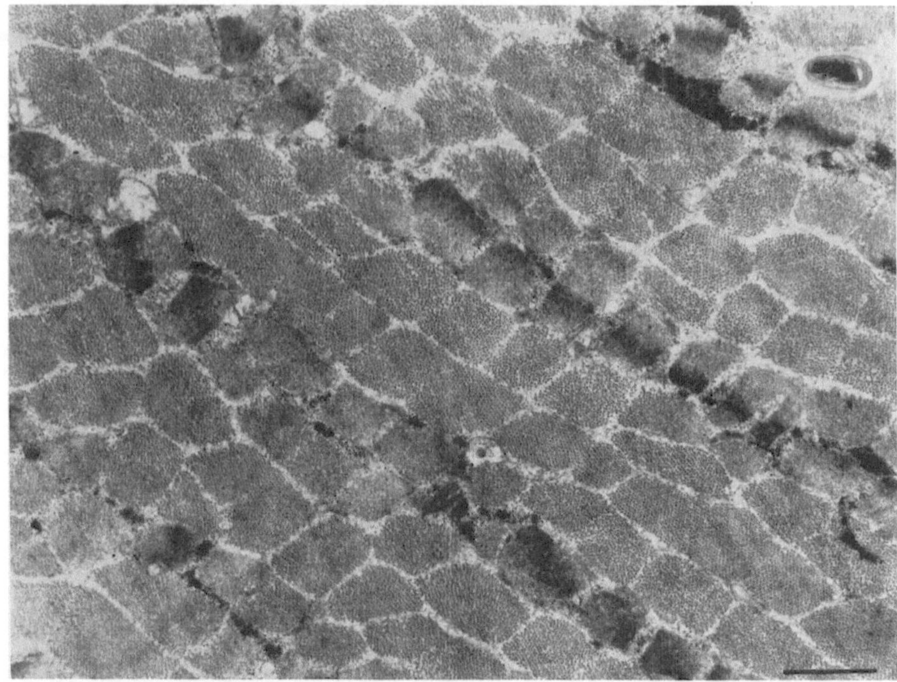
a

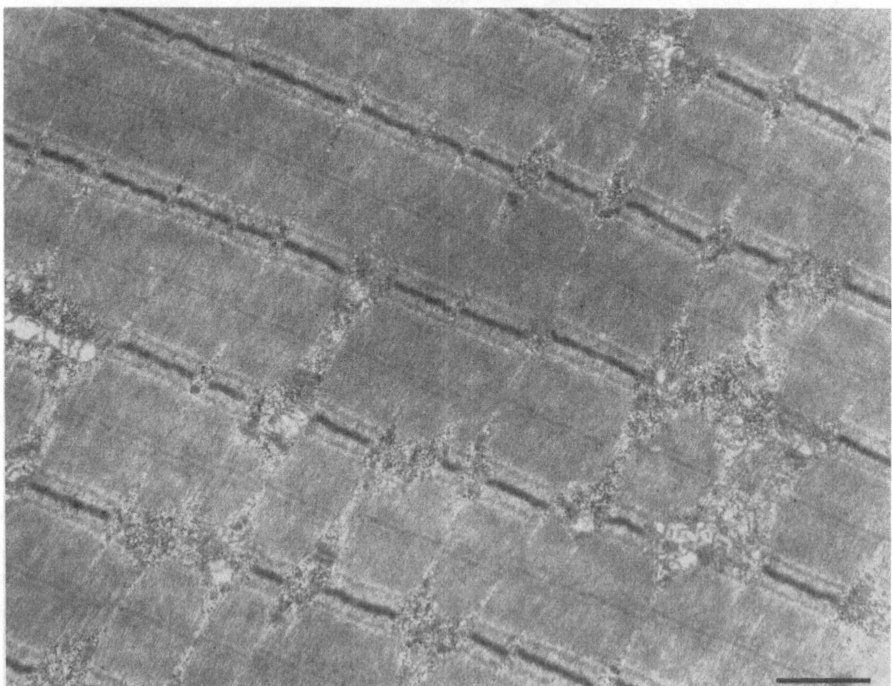
b

Abb. 13a u. b. M.triceps brachii. Mitochondrienarme Fasern (Typ A) — a Schrägschnitt. Nur ganz vereinzelt Mitochondrienanschnitte (Maßstabsstrich 1 μm). b Längsschnitt. Zwischen den Fibrillen Triaden, zahlreiche Glycogengranula und einzelne Mitochondrienanschnitte (Maßstabsstrich 1 μm)

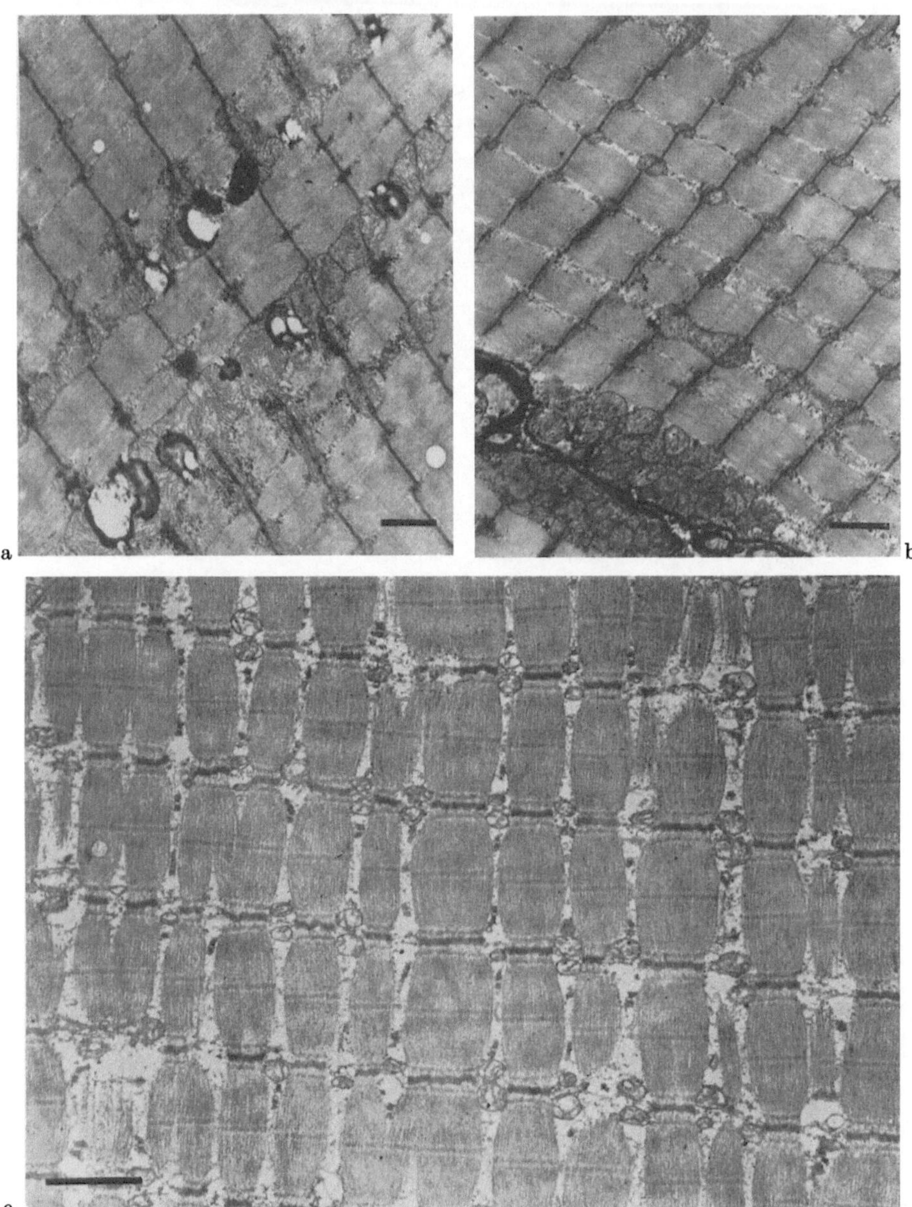


Abb. 14. a M.vastus medialis. Mitochondrienreiche Faser (Typ C). Sarcoplasmastraßen mit Mitochondrien und teilweise herausgelösten Neutralfettpartikeln (Maßstabsstrich 1 μm). b M.vastus medialis. Mitochondrienreiche Fasern (Typ C). Mitochondrienanschnitte neben den Myofibrillen, links unten Aussackungen des Sarcolemms mit Mitochondrien neben zwei Capillaren (Maßstabsstrich 1 μm). c M.rectus femoris. Intermediäre Faser (Typ B). Ziemlich regelmäßig kleine Anschnitte von Mitochondrien paarweise neben den I-Bändern (Maßstabsstrich 1 μm).

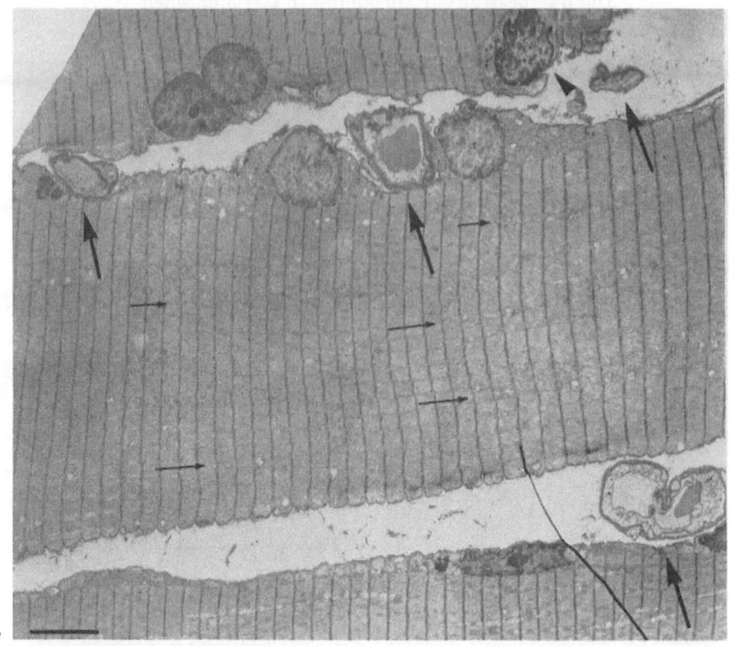


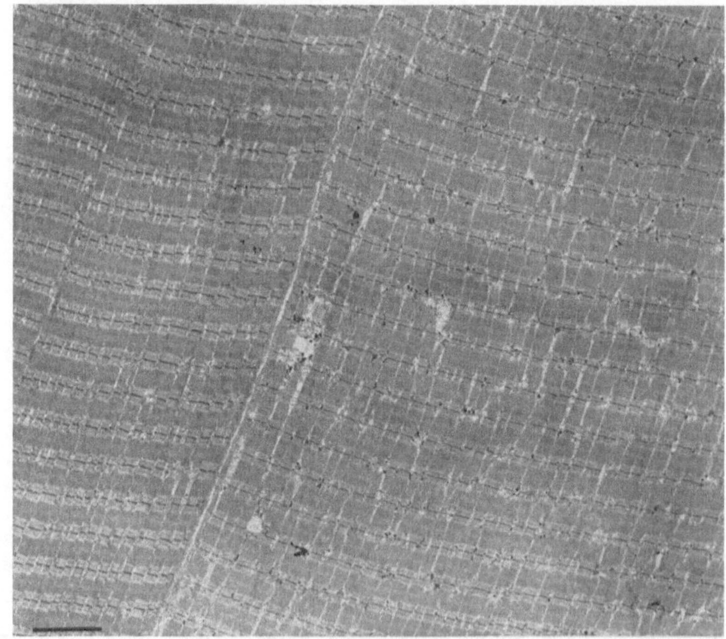


Abb. 15. a M.biceps brachii Caput longum. Fasern vom Typ C bei niederer Vergrößerung. Im Interstitium 4 Capillaren (↗). Oben rechts Satellitenzelle (▲). Zahlreiche Mitochondrien unter dem Sarcolemm. In der mittleren Faser Sarcoplasmastraßen (→) zwischen den Myofibrillen mit Neutralfettpartikeln. Die Fasern sind stark kontrahiert und zeigen bevorzugt bei Z gelegene Einbuchtungen des Sarcolemms (Maßstabsstrich 5 μm). b A- (rechts) und B-Faser (links) aus dem M.triceps brachii Caput laterale. Links regelmäßig Mitochondrienanschnitte neben den I-Bändern, keine Sarcoplasmastraßen. Rechts nur selten Mitochondrienanschnitte. In beiden Fasern keine subsarcolemmalen Mitochondrienanhäufungen. Das Sarcolemm zeigt wegen der gestreckten Fixierung der Fasern keine Einfaltungen. Zahlreiche Kristalloide in der A-Faser (rechts) (Maßstabsstrich 5 μm)

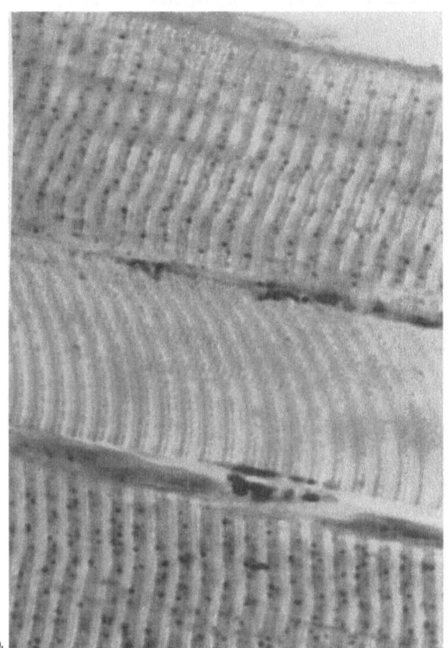


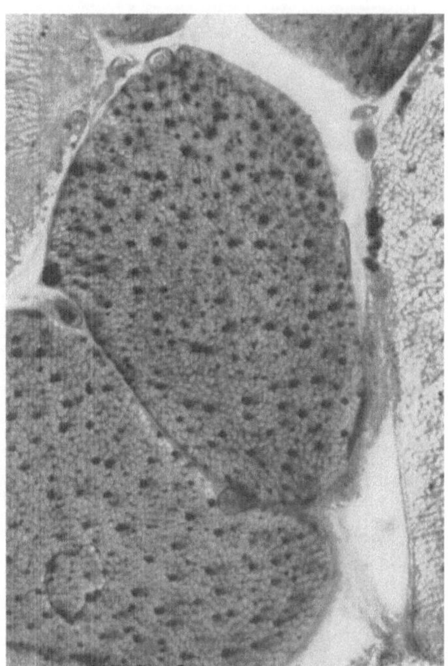


Abb. 16a u. b. Sudanschwarz B. a Fasern aus dem M.deltoideus. Längsschnitt. In der Mitte Typ A, oben und unten Typ C. Zwischen den Fasern Capillaren. b M.biceps brachii Caput longum. Rechts Faser des Typs A, daneben zwei C-Fasern mit Capillaren. Zwei subsarcolemmale Mitochondrienanhäufungen in der mittleren Faser rechts unten und links in der Nähe der Capillaren. In der gleichen Faser erscheinen in der Mitte isodiametrische, oben bandförmige Fibrillen (Maßstabsstrich 10 µm)

Der dritte Fasertyp muß wegen seines Verhaltens bei der Sudanschwarz-B-Färbung, auf die wir noch zurückkommen, als Zwischentyp (*Typ B*) bezeichnet werden. In der menschlichen Muskulatur weist er fast regelmäßig in Höhe des I-Bandes runde oder ovale Mitochondrienprofile zwischen den Fibrillen auf (Abb. 14c). Längsverbindungen sind häufiger als bei Fasern des Typs A, aber seltener als bei C-Fasern. Neutralfettpartikel sind in diesen Fasern selten, Mitochondrienstraßen und subsarcolemmale Mitochondrienanhäufungen kommen nicht vor. Aus einem sehr kleinen Ausschnitt der Faser kann der Typ nicht sicher bestimmt werden. Die Abb. 2 z. B. stammt trotz der wenigen Mitochondrienanschnitte aus einer Faser des Typs C, lediglich die Neutralfettpartikel geben in diesem Fall einen Hinweis auf die Typenzugehörigkeit.

Verglichen mit dem entsprechenden Fasertypen in der Muskulatur von Ratte und Maus (Bubenzer, 1966; Gauthier und Padykula, 1966; Schmalbruch, 1967a; Gauthier, 1969; Shafiq et al., 1969) sind alle Fasern beim Menschen mitochondrienärmer. Gauthier und Pdykula (1966) haben nachgewiesen, daß der Mitochondriengehalt der Muskulatur mit zunehmender Körpergröße des Tieres abnimmt.

## 2. Lichtmikroskopie

Für die lichtmikroskopische Differenzierung der Fasern unseres Materials wurden folgende Kriterien benutzt (Abb. 16a, b; 17a): Fasern des Typs A färben sich

Tabelle 1. *Prozentuale Verteilung der Fasertypen in verschiedenen menschlichen Muskeln (J. = Alter in Jahren; ♂ = männlich, ♀ = weiblich; ± = mittlerer Fehler; S.D. = Standardabweichung)*

| Nr. | Musc. | Einzelwerte | | | | Mittelwerte | | | | | |
|---|---|---|---|---|---|---|---|---|---|---|---|
| | | J. | A (%) | B (%) | C (%) | A (%) | S.D. | B (%) | S.D. | C (%) | S.D. |
| 1 | triceps brach. Cap. lat. | 18, ♂ | 43 | 57 | 0 | 50 ± 5 | 17 | 49 ± 5 | 17 | 1 ± 1 | 4 |
| 2 | | 19, ♂ | 59 | 41 | 0 | | | | | | |
| 3 | | 22, ♂ | 55 | 45 | 0 | | | | | | |
| 4 | | 35, ♂ | 68 | 23 | 9 | | | | | | |
| 5 | | 39, ♂ | 58 | 42 | 0 | | | | | | |
| 6 | | 59, ♂ | 78 | 20 | 2 | | | | | | |
| 7 | | 85, ♂ | 60 | 40 | 0 | | | | | | |
| 8 | | 7, ♀ | 53 | 47 | 0 | | | | | | |
| 9 | | 22, ♀ | 43 | 57 | 0 | | | | | | |
| 10 | | 32, ♀ | 55 | 45 | 0 | | | | | | |
| 11 | | 39, ♀ | 17 | 68 | 15 | | | | | | |
| 12 | | 39, ♀ | 55 | 45 | 0 | | | | | | |
| 13 | | 45, ♀ | 19 | 81 | 0 | | | | | | |
| 14 | | 86, ♀ | 30 | 70 | 0 | | | | | | |
| 15 | coracobrach. | 22, ♂ | 54 | 45 | 0 | 54 | | 46 | | 0 | |
| 16 | brachiorad. | 73, ♂ | 25 | 75 | 0 | 25 | | 75 | | 0 | |
| 17 | trapezius | 35, ♂ | 50 | 50 | 0 | 50 | | 50 | | 0 | |
| 18 | pect. maj. Pars cost. | 35, ♂ | 48 | 52 | 0 | 48 | | 52 | | 0 | |
| 19 | rect. abd. | 35, ♂ | 53 | 47 | 0 | 59 ± 2 | 5 | 41 ± 2 | 5 | 0 | |
| 20 | | 35, ♂ | 61 | 39 | 0 | | | | | | |
| 21 | | 39, ♂ | 64 | 36 | 0 | | | | | | |
| 22 | | 54, ♂ | 59 | 41 | 0 | | | | | | |
| 23 | rect. fem. | 22, ♂ | 48 | 52 | 0 | 46 | | 54 | | 0 | |
| 24 | | 73, ♂ | 44 | 56 | 0 | | | | | | |
| 25 | sternohyoideus | 22, ♂ | 100 | 0 | 0 | 89 | | 11 | | 0 | |
| 26 | | 35, ♂ | 100 | 0 | 0 | | | | | | |
| 27 | | 54, ♂ | 67 | 33 | 0 | | | | | | |
| 28 | bic. brach. Cap. long. | 18, ♂ | 37 | 27 | 36 | 43 ± 3 | 13 | 32 ± 3 | 9 | 25 ± 3 | 10 |
| 29 | | 19, ♂ | 42 | 26 | 32 | | | | | | |
| 30 | | 22, ♂ | 54 | 35 | 11 | | | | | | |

| | | | | | | | | | | | |
|---|---|---|---|---|---|---|---|---|---|---|---|
| 31 | | 35, ♂ | 53 | 34 | 13 | | | | | | |
| 32 | | 39, ♂ | 34 | 35 | 31 | | | | | | |
| 33 | | 59, ♂ | 64 | 14 | 22 | | | | | | |
| 34 | | 85, ♂ | 64 | 26 | 10 | | | | | | |
| 35 | | 7, ♀ | 39 | 36 | 25 | | | | | | |
| 36 | | 22, ♀ | 31 | 27 | 42 | | | | | | |
| 37 | | 32, ♀ | 48 | 25 | 27 | | | | | | |
| 38 | | 39, ♀ | 37 | 30 | 33 | | | | | | |
| 39 | | 39, ♀ | 50 | 35 | 15 | | | | | | |
| 40 | | 45, ♀ | 27 | 46 | 27 | | | | | | |
| 41 | | 68, ♀ | 27 | 52 | 21 | | | | | | |
| 42 | brachialis | 22, ♂ | 36 | 27 | 37 | $37 \pm 5$ | 10 | $27 \pm 6$ | 11 | $36 \pm 10$ | 20 |
| 43 | | 35, ♂ | 45 | 43 | 12 | | | | | | |
| 44 | | 39, ♂ | 23 | 16 | 61 | | | | | | |
| 45 | | 45, ♀ | 44 | 24 | 32 | | | | | | |
| 46 | deltoideus | 22, ♂ | 41 | 28 | 31 | 36 | | 34 | | 30 | |
| 47 | | 35, ♂ | 31 | 39 | 30 | | | | | | |
| 48 | pect. maj., Pars stern. | 35, ♂ | 56 | 21 | 23 | 56 | | 21 | | 23 | |
| 49 | obliquus abd. ext. | 19, ♂ | 52 | 26 | 22 | 47 | | 24 | | 29 | |
| 50 | | 39, ♂ | 38 | 30 | 32 | | | | | | |
| 51 | | 54, ♂ | 50 | 17 | 33 | | | | | | |
| 52 | obliquus abd. int. | 19, ♂ | 24 | 21 | 55 | 37 | | 23 | | 40 | |
| 53 | | 39, ♂ | 48 | 18 | 34 | | | | | | |
| 54 | | 54, ♂ | 39 | 29 | 32 | | | | | | |
| 55 | Diaphragma | 24, ♂ | 51 | 22 | 27 | 42 | | 31 | | 27 | |
| 56 | | 35, ♂ | 34 | 34 | 32 | | | | | | |
| 57 | | 73, ♂ | 41 | 38 | 21 | | | | | | |
| 58 | tib. ant. | 18, ♂ | 20 | 34 | 46 | 19 | | 35 | | 46 | |
| 59 | | 44, ♀ | 17 | 37 | 46 | | | | | | |
| 60 | sternocleidomastoideus | 24, ♂ | 45 | 27 | 28 | 48 | | 23 | | 29 | |
| 61 | | 35, ♂ | 50 | 20 | 30 | | | | | | |
| 62 | omohyoideus | 22, ♂ | 57 | 20 | 23 | 54 | | 20 | | 26 | |
| 63 | | 24, ♂ | 47 | 19 | 34 | | | | | | |
| 64 | | 54, ♂ | 59 | 19 | 22 | | | | | | |
| 65 | thyreohyoideus | 24, ♂ | 42 | 24 | 34 | 50 | | 19 | | 31 | |

Tabelle 1. (Fortsetzung)

| Nr. | Musc. | Einzelwerte | | | | Mittelwerte | | | | | |
|---|---|---|---|---|---|---|---|---|---|---|---|
| | | J. | A (%) | B (%) | C (%) | A (%) | S.D. | B (%) | S.D. | C (%) | S.D. |
| 66 | | 54, ♂ | 57 | 15 | 28 | | | | | | |
| 67 | gastroenemius, Cap. lat. | 19, ♂ | 0 | 25 | 75 | 10 ± 5 | 12 | 8 ± 5 | 13 | 82 ± 4 | 10 |
| 68 | | 20, ♂ | 0 | 25 | 75 | | | | | | |
| 69 | | 22, ♂ | 0 | 0 | 100 | | | | | | |
| 70 | | 35, ♂ | 15 | 0 | 85 | | | | | | |
| 71 | | 57, ♂ | 26 | 0 | 74 | | | | | | |
| 72 | | 44, ♀ | 19 | 0 | 81 | | | | | | |
| 73 | gastrocnemius, Cap. med. | 19, ♂ | 0 | 26 | 74 | 7 ± 5 | 10 | 9 ± 6 | 13 | 84 ± 4 | 10 |
| 74 | | 20, ♂ | 0 | 21 | 79 | | | | | | |
| 75 | | 35, ♂ | 18 | 0 | 82 | | | | | | |
| 76 | | 57, ♂ | 19 | 0 | 81 | | | | | | |
| 77 | | 44, ♀ | 0 | 0 | 100 | | | | | | |
| 78 | soleus | 19, ♂ | 18 | 0 | 82 | 4 ± 3 | 7 | 7 ± 4 | 11 | 89 ± 4 | 10 |
| 79 | | 20, ♂ | 0 | 25 | 75 | | | | | | |
| 80 | | 22, ♂ | 0 | 0 | 100 | | | | | | |
| 81 | | 35, ♂ | 0 | 0 | 100 | | | | | | |
| 82 | | 57, ♂ | 0 | 15 | 85 | | | | | | |
| 83 | | 44, ♀ | 8 | 0 | 92 | | | | | | |
| 84 | peroneus brev. | 73, ♂ | 11 | 0 | 89 | 11 | | 0 | | 89 | |
| 85 | ext. digit. long. | 73, ♂ | 27 | 0 | 73 | 27 | | 0 | | 73 | |
| 86 | ext. digit. brev. | 73, ♂ | 0 | 0 | 100 | 0 | | 0 | | 100 | |
| 87 | vast. med. | 73, ♂ | 12 | 7 | 81 | 12 | | 7 | | 81 | |
| 88 | vast. intermed. | 73, ♂ | 14 | 1 | 85 | 14 | | 1 | | 85 | |
| 89 | vast. lat. | 39, ♂ | 9 | 38 | 53 | 9 | | 26 | | 65 | |
| 90 | | 73, ♂ | 9 | 13 | 78 | | | | | | |
| 91 | add. long. | 22, ♂ | 25 | 21 | 54 | 26 | | 10 | | 64 | |
| 92 | | 73, ♂ | 27 | 0 | 73 | | | | | | |
| 93 | tens. fasc. lat. | 73, ♂ | 43 | 0 | 57 | 43 | | 0 | | 57 | |

nicht mit Sudanschwarz B, vereinzelte sudanophile Grana sind meist Lipofuscin. Fasern des Typs C enthalten zahlreiche intensiv gefärbte und über den Querschnitt verteilte Grana *oder* die Fasern enthalten subsarcolemmal deutliche Anhäufungen von sudanophiler Substanz (Mitochondrien), in deren Nähe Capillaren verlaufen. Fasern des Typs B färben sich mäßig und homogen mit Sudanschwarz B, enthalten wenige oder gar keine gleichmäßig verteilte Neutralfettpartikel und zeigen keine lichtmikroskopisch erkennbaren subsarcolemmalen Mitochondrienanhäufungen. Die Abgrenzung der Typen A und B ist manchmal unsicher. Auch die Intensität der Färbung der C-Fasern kann im gleichen Präparat wechseln.

Die in Tabelle 1 angegebenen Typenverteilungen sind für jeden Muskel aus 700 Fasern verschiedener Präparatbereiche ermittelt. Trotz der ungleichmäßigen Verteilung innerhalb eines Muskels war nur in einem Fall ein systematischer Unterschied zwischen verschiedenen Regionen festzustellen: In einem M.sternocleidomastoideus fehlten am Vorderrand C-Fasern, während in der Tiefe 20—30% C-Fasern vorkamen.

Vorläufig muß offenbleiben, ob die Unterschiede in der Häufigkeit der C-Fasern im gleichen Muskel verschiedener Herkunft auf individuellen Unterschieden beruhen oder ob sie durch die Kleinheit der Präparate (in Relation zum ganzen menschlichen Muskel) vorgetäuscht werden.

Nach der Häufigkeit der C-Fasern in den einzelnen Präparaten (Tabelle 1, links) sind deutlich abgegrenzte Gruppen zu unterscheiden.

I. unter 20% C-Fasern,
II. 20—50% C-Fasern,
III. über 50% C-Fasern.

Anhand der Durchschnittswerte (Tabelle 1, rechts) haben wir die einzelnen Muskeln in dieser Weise geordnet und die durchschnittliche Faser-Verteilung für jeden dieser „Muskeltypen" berechnet (Tabelle 2).

Tabelle 2

| Gruppe | $n$ | A (%) | S.D. | B (%) | S.D. | C (%) | S.D. |
|---|---|---|---|---|---|---|---|
| I | 27 | $54 \pm 4$ | 20 | $45 \pm 4$ | 19 | $1 \pm 1$ | 3 |
| II | 39 | $43 \pm 2$ | 12 | $28 \pm 1$ | 9 | $29 \pm 2$ | 11 |
| III | 27 | $11 \pm 2$ | 12 | $8 \pm 2$ | 12 | $81 \pm 3$ | 13 |

Mittelwerte der prozentualen Verteilung der Fasertypen in den Muskeln der drei Gruppen.

I. im Mittel unter 20% C-Fasern (Nr. 1—27, Tabelle 1)
II. im Mittel 20—50% C-Fasern (Nr. 28—66, Tabelle 1)
III. im Mittel 50—100% C-Fasern (Nr. 67—93, Tabelle 1)

$n$ = Anzahl der Präparate; $\pm$ = mittlerer Fehler; S. D. = Standardabweichung.

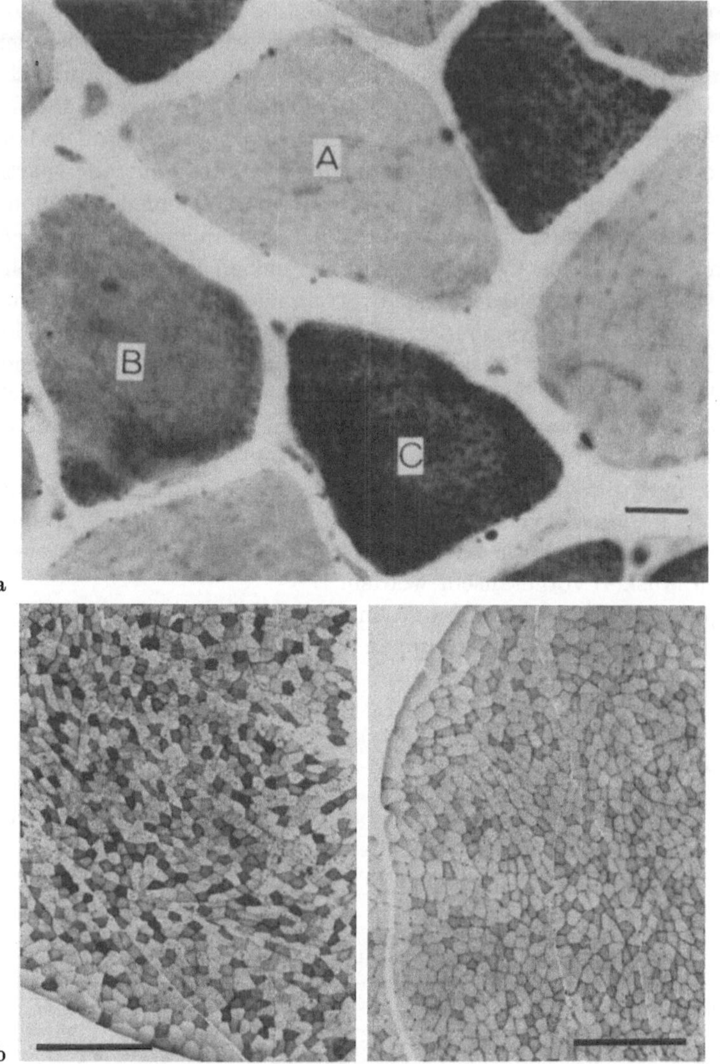


Abb. 17a—c. Sudanschwarz B. a M.biceps brachii Caput longum. Die drei Fasertypen A, B und C sind deutlich zu unterscheiden (Maßstabsstrich 10 μm). b M.biceps brachii Caput longum (Maßstabsstrich 500 μm). c M.triceps brachii Caput laterale (Maßstabsstrich 500 μm)

In Abb. 17b und c sind größere Bereiche aus dem Caput longum des M. biceps brachii und dem Caput laterale des M.triceps brachii eines 35jährigen Mannes gegenübergestellt. Vor allem diese beiden Muskeln wurden für die physiologischen Untersuchungen benutzt (Teil V). Abb. 18 zeigt je zwei Beispiele aus jeder der Gruppen.

Nach Schwalbe und Mayeda (1890) sind die Durchmesser der Muskelfasern bei verschiedenen Individuen und in verschiedenen Muskeln unterschiedlich. Männer sollen dickere Muskelfasern haben als Frauen. Bei Erwachsenen fanden

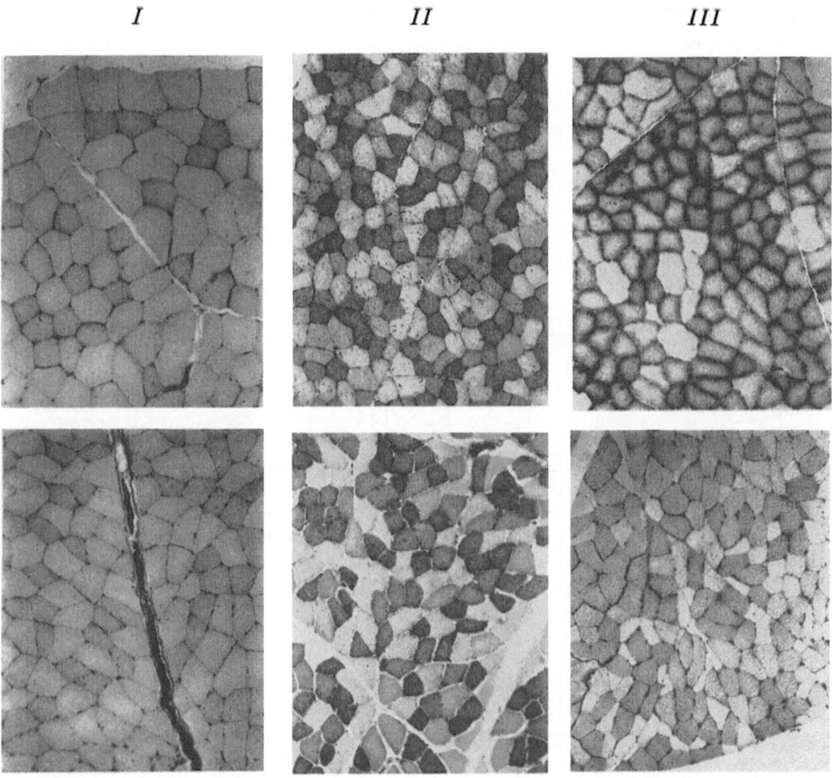


Abb. 18. Sudanschwarz B. Je zwei Beispiele aus den drei Gruppen der Tabelle 2 (jeweils oben - unten). links: *I*. M.triceps brachii Caput laterale; M.rectus femoris. Mitte: *II*. M.brachialis; M.biceps brachii Caput longum. Rechts: *III*. M.soleus; M.vastus intermedius

die Autoren die dicksten Fasern in solchen Muskeln, die nach der Geburt noch stark wachsen (z. B. Muskeln der unteren Extremität), während Augenmuskeln, die eine wesentlich geringere postnatale Größenzunahme zeigen, die dünnsten Fasern enthalten.

Brooke und Engel (1969) beobachteten, daß Fasern mit einer positiven Reaktion auf die myofibrilläre ATPase (Typ II nach Engel, 1962) im M.biceps brachii von Männern meist etwas dicker sind als ATPase negative Fasern (Typ I nach Engel, 1962). Bei Müttern von Kindern mit Muskeldystrophie waren dagegen die Typ II-Fasern dünner, wenn die Erkrankung ihrer Kinder leicht, jedoch dicker, wenn die Kinder sehr pflegebedürftig waren. Die Autoren diskutieren, ob schwere körperliche Arbeit besonders zur Dickenzunahme der Fasern des Typs II (Myosin-ATPase negativ) führen könnte.

Bisher ist nicht gesichert, wieweit die Unterteilung der Fasern in zwei Typen nach der Reaktion auf die ATPase des Myosins mit der in drei Typen nach der Art des Energiestoffwechsels korrespondiert (s. S. 11 f.). Zumindest ein Teil der Fasern des Types I (ATPase negativ) entspricht den Fasern des

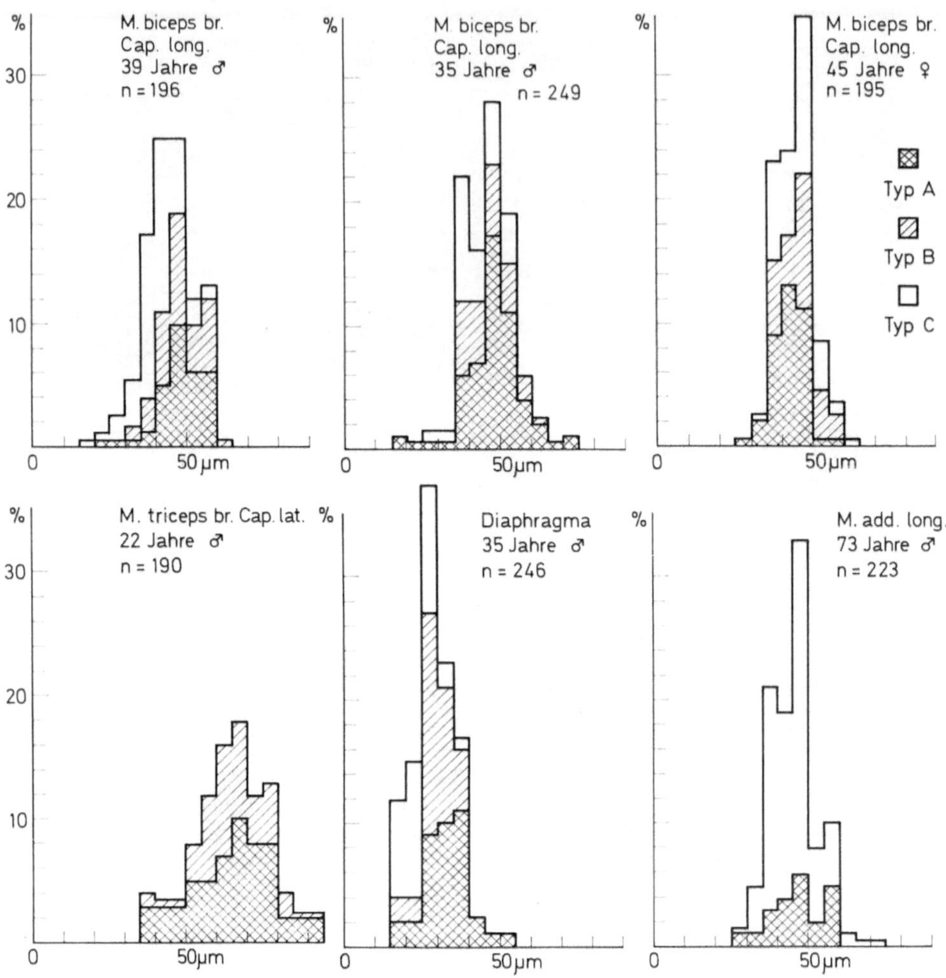


Abb. 19. Histogramme der Durchmesser der Fasertypen in einigen Skeletmuskeln

Typs C (mitochondrienreich). Bei kleinen Säugetieren sind im gleichen Muskel die mitochondrienreichen Fasern erheblich dünner als mitochondrienärmere (Henneman und Olson, 1965; Bubenzer, 1966; Gauthier, 1969). Das gilt nicht im gleichen Maße für den Menschen. Die von Brooke und Engel (1969) gefundenen geringen Dickenunterschiede zwischen den beiden von diesen Autoren unterschiedenen Fasertypen ließen sich nur statistisch an einen größeren Material (30 Probanden) sichern. Einige Beispiele aus unseren Präparaten (Abb. 19) zeigen, daß kein augenfälliger systematischer Unterschied zwischen den Durchmessern unserer drei Fasertypen besteht. Um geringe Kaliberdifferenzen, wie sie von Brooke und Engel (1969) gemessen wurden, zu sichern, wäre ein größeres Material erforderlich.

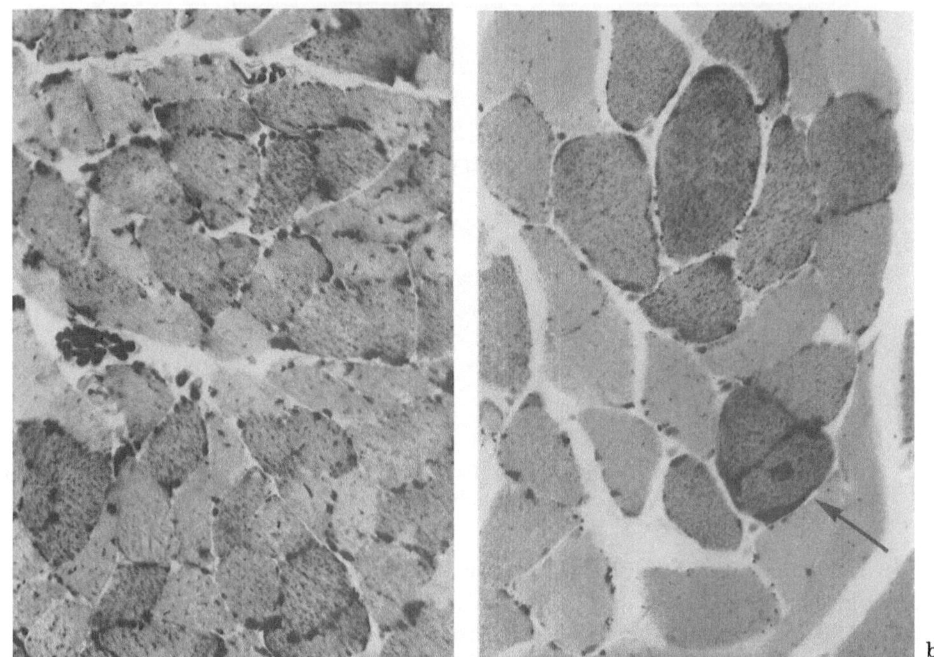


Abb. 20a u. b. M.cricothyreoideus. Sudanschwarz B. a 35jähriger Mann. Die Typen B und C sind zu erkennen, zahlreiche markhaltige Axone zwischen den Fasern. b 54jähriger Mann. Die fettärmeren Fasern gehören z. T. zum Typ B, z. T. zum Typ A. Alle Fasern sind dicker als in Abb. 20a (vgl. Abb. 25). Links zentral gelegener Muskelkern, umgeben von Mitochondrien (↗) (Maßstabsstrich 100 μm)

# IV. Die Morphologie der Fasern in Kehlkopfmuskeln des Menschen

## A. Die Muskeln des Kehlkopfes

### 1. M.cricothyreoideus (Anticus)

Lichtmikroskopisch lassen sich bei den drei jüngeren Probanden die Typen B und C unterscheiden. Bei dem 54jährigen Mann sind die meisten der fettärmeren Fasern eher als Typ A einzuordnen (Abb. 20) (Tabelle 3, Abb. 25).

Tabelle 3. *Prozentuale Verteilung der Fastertypen im M. cricothyreoideus*

| | A (%) | B (%) | C (%) |
|---|---|---|---|
| 24 Jahre, ♂ | — | 42 | 58 |
| 35 Jahre, ♂ | — | 44 | 56 |
| 24 Jahre, ♂ | | | |
| Pars recta | — | 44 | 56 |
| Pars obliqua | — | 50 | 50 |
| 54 Jahre, ♂ | | | |
| Pars recta | 78 | — | 22 |
| Pars obliqua | 63 | — | 37 |

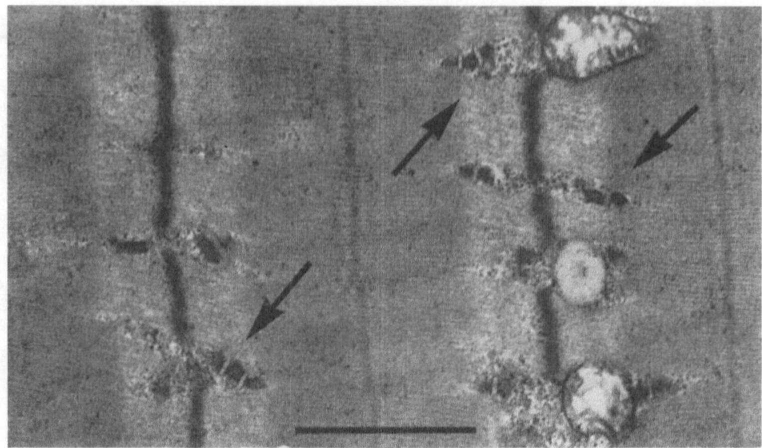

Abb. 21. M.cricothyreoideus. Triaden und 3 Pentaden (↗). Die Innenphase der terminalen Zisternen ist elektronendicht (Maßstabsstrich 1 μm)

In allen untersuchten Fasern ist der M-Streifen deutlich. Die Triaden verlaufen gelegentlich längs und schräg zwischen den Fibrillen. Auch Pentaden (Revel 1962) lassen sich nachweisen (Abb. 21), während sie in der übrigen Skeletmuskulatur des Menschen äußerst selten sind. In drei Fasern verschiedener Typen war die Dichte der Triaden 0,8—1/μm Z-Streifen.

## 2. M.cricoarytenoideus posterior (Posticus)

Bei den beiden 24jährigen Männern bestehen unsere Präparate ausschließlich aus äußerst fettreichen Fasern des Typs C. Auffällig ist eine reiche Capillarisation (Abb. 22a) (Ganz, 1962). Zahlreiche Fasern haben große beulenartige Sarcolemm-Aussackungen, die mit Mitochondrien gefüllt sind. In wenigen Fasern ist das Zentrum geringer sudanophil als die Peripherie.

Bei dem 54jährigen sind solche zentral wenig fetthaltigen Fasern häufiger. Aber auch hier sind subsarcolemmale Mitochondrienanhäufungen zu beobachten.

Elektronenmikroskopisch enthalten alle Fasern aller Probanden viele Mitochondrien (Abb. 22b), die längs zwischen den Fibrillen und unter dem Sarcolemm liegen. Die beobachteten Unterschiede in der Sudanophilie beruhen vorwiegend auf Unterschieden im Neutralfettgehalt. Bei einem der 24jährigen fanden wir die neutralfettreichsten Fasern, die wir überhaupt beim Menschen sahen, fettreicher noch als normale menschliche Herzmuskelzellen. Die meisten Fasern zeigen keinen M-Streifen (Abb. 22c), es gibt jedoch auch Fasern mit M-Streifen. Beide unterscheiden sich nicht im Mitochondriengehalt.

## 3. M.vocalis

Lichtmikroskopisch bestehen alle von uns untersuchten Präparate ausschließlich aus fettreichen Fasern, die dem Typ C zuzuordnen sind. Geringe Schwankungen im Fettgehalt sind vorhanden (Abb. 23a). Die Capillarisation scheint weniger ausgebildet zu sein als im Posticus (Ganz, 1962). Zum Epithel hin löst sich das Gefüge des Muskels in einzelne z. T. sehr dünne Muskelfasern auf (Abb. 23b).

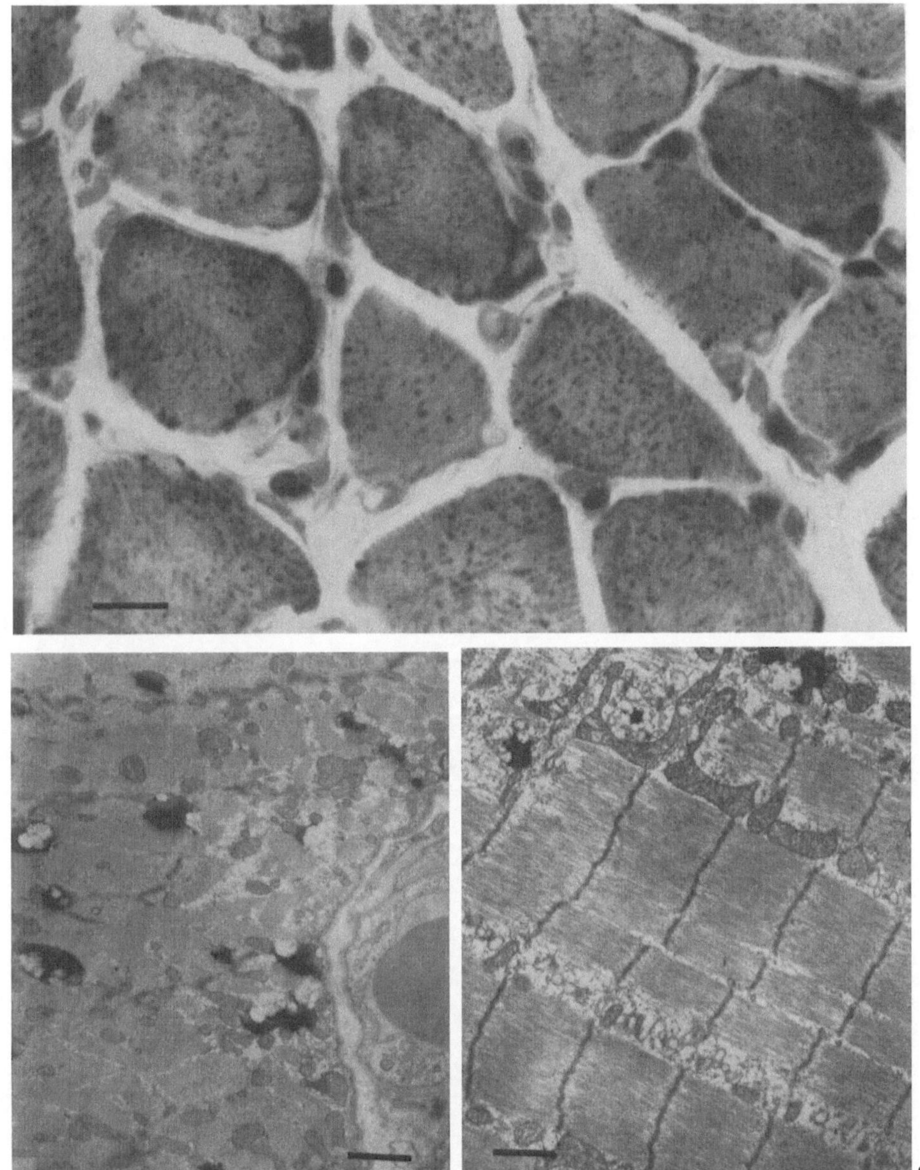

Abb. 22a—c. M.cricoarytenoideus posterior. a Sudanschwarz B. Stark sudanophile Fasern mit großen subsarcolemmalen Mitochondrienanhäufungen. Zahlreiche Capillaren (Maßstabsstrich 10 μm). b Elektronenmikroskopischer Querschnitt. Die Fibrillen sind bandförmig oder unregelmäßig polygonal. Große Fettpartikel und zahlreiche Mitochondrien. Rechts eine Capillare mit einem Erythrocyten (Maßstabsstrich 1 μm). c Elektronenmikroskopischer Längsschnitt. Keine M-Streifen. Oben Fett und Mitochondrien (Maßstabsstrich 1 μ m)

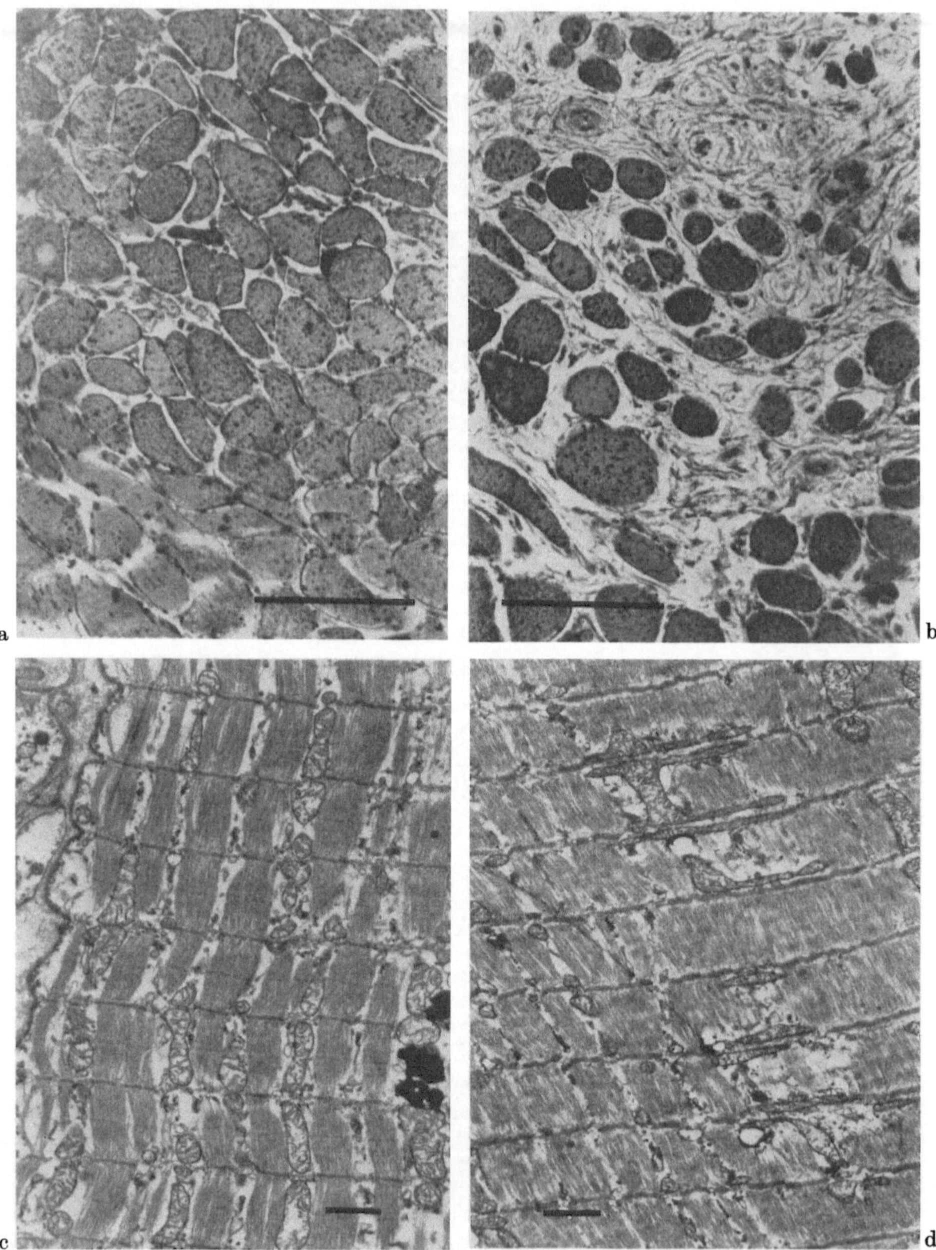


Abb. 23a—d. M.vocalis. a Sudanschwarz B. Zentrum des Muskels (Maßstabsstrich 100 μm). b Sudanschwarz B. Rand des Muskels im Lig.vocale nahe dem nach oben gelegenen Epithel (Maßstabsstrich 100 μm). c Elektronenmikroskopischer Längsschnitt. Faser mit deutlichem M-Streifen. Links Sarcolemm und Capillare (Maßstabsstrich 1 μm). d Elektronenmikroskopischer Längsschnitt. Faser ohne deutlichen M-Streifen. Fibrillenabgrenzung schlechter als in c (Maßstabsstrich 1 μm)

Elektronenmikroskopisch erkennt man zweierlei Faserarten, nämlich solche mit und solche ohne M-Streifen (Abb. 23c, d). Zahlenmäßig scheinen Fasern mit deutlichem M zu überwiegen. Das sarcoplasmatische Reticulum ist gut ausgebildet. Die Dichte der Triaden in einer Faser mit M-Streifen war 0,4/ μm Z-Streifen und in einer ohne M-Streifen 0,2/μm Z-Streifen.

### 4. M.arytenoideus transversus

Lichtmikroskopisch besteht dieser Muskel einheitlich aus ziemlich dünnen Fasern (Abb. 25). Die Capillarisierung ist deutlich schlechter als im Posticus. Die Sudanophilie der meisten Fasern ist mäßig stark, einzelne Fasern enthalten auch gar keine Fettpartikel. Es bestehen fließende Übergänge, so daß eine quantitative Klassifizierung in zwei Fasergruppen nicht möglich ist. Subsarcolemmale Mitochondrienhaufen fehlen. Mittelgroße Mitochondrienanschnitte liegen neben den I-Bändern, Mitochondrien längs zwischen den Fibrillen sind außerordentlich selten. Neutralfettpartikel fehlen. Fibrillolyseherde (Schmalbruch, 1968a) sind häufig. Die Fibrillen zeigen in manchen Fasern ein deutliches M, in anderen scheint es zu fehlen (Abb. 24a, b).

### 5. M.cricoarytenoideus lateralis

Nahezu alle Fasern enthalten Fett und subsarcolemmale Mitochondrienhaufen und ähneln lichtmikroskopisch denen des Posticus. Einzelne dickere Fasern enthalten wenig Lipide im Faserzentrum. Diese sind bei dem 24jährigen Mann seltener als bei dem 54jährigen. Elektronenmikroskopisch ist ein M-Streifen überall deutlich. Die Mitochondrien liegen in den dicken Fasern meist nur paarweise beiderseits der Z-Streifen neben den I-Bändern. Kleinere subsarcolemmale Mitochondrienhaufen kommen allerdings auch in den dickeren Fasern vor.

### 6. M.thyreoarytenoideus

Hier lassen sich die Typen B und C unterscheiden (Abb. 24c, 25). Von 233 Fasern gehörten 91% zum Typ C und 9% zum Typ B. Den dickeren B-Fasern fehlen stets subsarcolemmale Mitochondrienhaufen, die in den dünneren konstant vorhanden sind. Beide Typen sind ungleichmäßig über den Muskelquerschnitt verteilt. Der M-Streifen ist in beiden deutlich.

## B. Vergleich der Muskeln des Kehlkopfes

Fast alle Muskeln, die für die Phonation und das Öffnen und Schließen der Stimmritze von Bedeutung sind, enthalten viele Mitochondrien (Berendes und Vogell, 1960). Lediglich imM.cricothyreoideus gehören etwa die Hälfte der Fasern entweder zum Zwischentyp oder zum Typ A und im M.thyreoarytenoideus 10% zum Typ B. Die Fasern des M.arytenoideus transversus sind nicht eindeutig zu klassifizieren, sie stehen zwischen B und C. Der Mitochondrienreichtum und die gute Capillarisierung des M.cricoarytenoideus posterior erscheint äußerst sinnvoll, da dieser als einziger Öffner der Stimmritze außer bei der Phonation ständig kontrahiert sein muß.

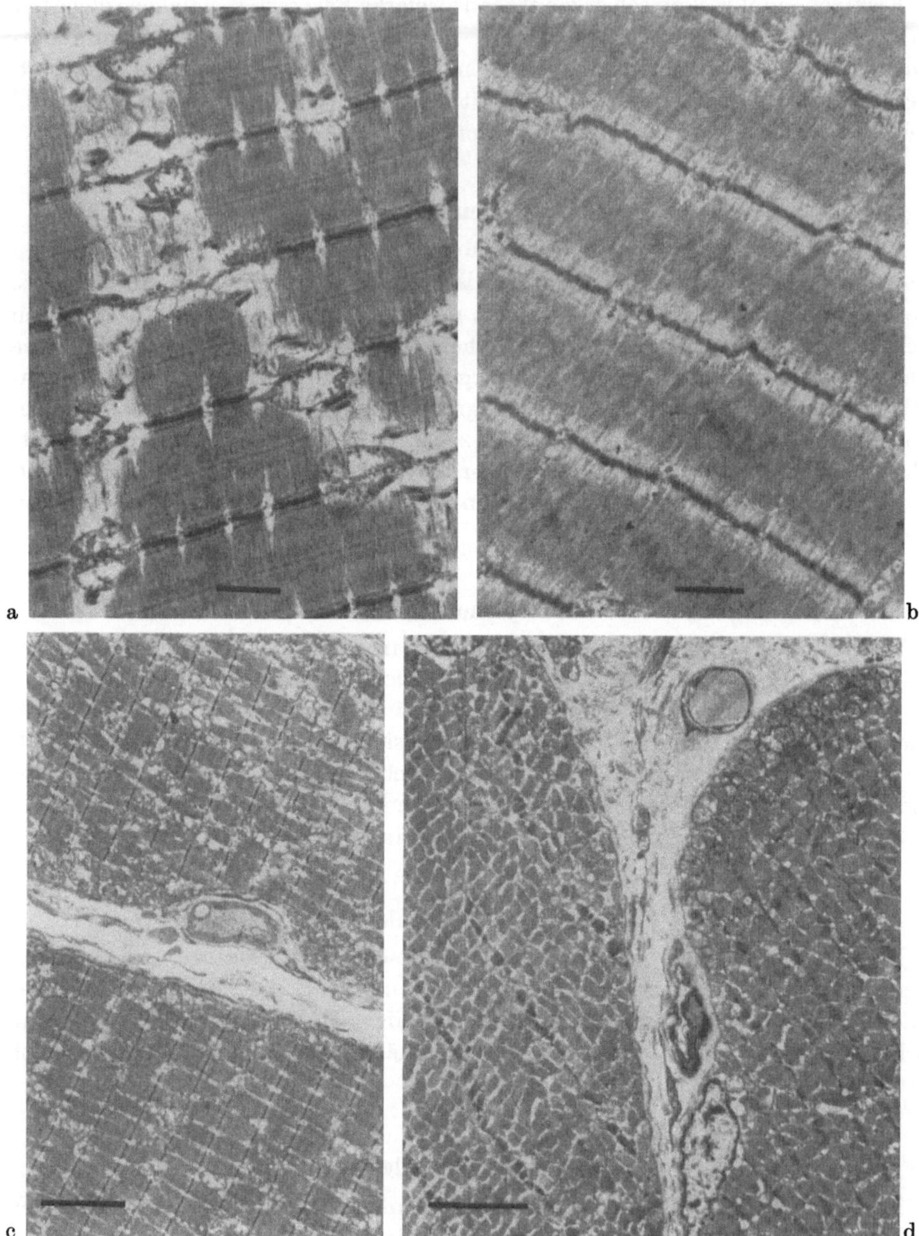

Abb. 24. a M.arytenoideus transversus. Faser mit deutlichem M-Streifen (Maßstabsstrich 1 μm). b M.arytenoideus transversus. Faser ohne deutlichen M-Streifen (Maßstabsstrich 1 μm). c M.thyreoarytenoideus. Längsschnitt durch Fasern der Typen B (unten) und C (oben). In der C-Faser subsarcolemmale Mitochondrienhaufen neben einer Capillare (Maßstabsstrich 5 μm). d M.thyreoarytenoideus. Querschnitt durch eine B- (links) und C-Faser (rechts). In der Mitte 2 Kapillaren. In der rechten Faser zahlreiche Fettpartikel und subsarcolemmale Mitochondrien. In beiden Fasern teils bandförmige und teils isodiametrische Fibrillierung (Maßstabsstrich 5 μm)

Faaborg-Andersen (1957) fand vor allem in diesem Muskel eine ausgeprägte „posturale“ elektrische Aktivität. Da sehr viele der Posticusfasern wie tonische Froschmuskelfasern keinen M-Streifen haben, könnte das bedeuten, daß sie trotz dieser Ähnlichkeit phasisch reagieren. Diese Muskelfasern sind mit der von uns benutzten Methode lichtmikroskopisch nicht zu differenzieren. Es wäre wünschenswert, Aufschluß über ihre Häufigkeit zu erhalten. In den Histogrammen der Faserdurchmesser (z. B. M.arytenoideus transversus, Abb. 25) sind sie nicht als besondere Population zu erkennen.

Unseres Wissens haben bisher nur Schwalbe und Mayeda (1890) Faserdurchmesser im Kehlkopf bestimmt. Bei einer weiblichen Leiche fanden sie folgende Werte: M.cricothyreoideus Pars obliqua 20—70 μm (Mittelwert 40 μm, 100 Fasern) M.cricoarytenoideus posterior 15—70 μm (Mittelwert 38 μm, 100 Fasern), M.arytenoideus transversus 10—45 μm (Mittelwert 25 μm, 100 Fasern). Die Werte stimmen mit den von uns gemessenen überein (Abb. 25, Tabelle 4).

Tabelle 4. *Faserdurchmesser in den Muskeln des männlichen Kehlkopfes (S.D. = Standardabweichung)*

| Musc. | Alter (Jahre) | Mittlerer Faser-durchmesser (μm) | S.D. (μm) | Faser-anzahl ($n$) | Fasertyp |
|---|---|---|---|---|---|
| vocalis | 50 | 35 | 12,0 | 293 | C |
| | 54 | 31 | 10,5 | 442 | C |
| | 24 | 27 | 11,0 | 246 | C |
| cricoaryt. post. | 24 | 34 | 7,5 | 219 | C |
| | 54 | 38 | 12,5 | 289 | C |
| | 24 | 30 | 10,0 | 329 | C |
| cricothyreoideus | 35 | 31 | 6,0 | 94 | B |
| | | 29 | 7,0 | 148 | C |
| | 54 | 37 | 10,0 | 203 | A—B |
| | | 35 | 9,0 | 114 | C |
| | 24 | 35 | 7,5 | 83 | B |
| | | 34 | 7,0 | 156 | C |
| cricoaryt. lat. | 54 | 37 | 11,5 | 174 | C |
| | 24 | 31 | 7,5 | 240 | C |
| thyreoaryt. | 24 | 50 | 9,5 | 21 | B |
| | | 28 | 8,0 | 212 | C |
| aryt. transv. | 24 | 25 | 5,5 | 228 | B—C |

In allen Muskeln eines 54jährigen Mannes (zweite Reihe, Abb. 25) war das Maximum der Verteilung gegenüber einem 24jährigen Mann (dritte Reihe) zu höheren Werten verschoben (vgl. auch Abb. 20a und b). Bei beiden Probanden sind die Fasern im M.vocalis dünner als in den Mm.cricoarytenoideus posterior lateralis und cricothyroideus. Die Fasern im M.vocalis eines 50jährigen (Abb.25) sind dicker als die der beiden anderen Probanden. Zwischen den beiden Teilen des M.cricothyreoideus besteht im Faserdurchmesser kein Unterschied.

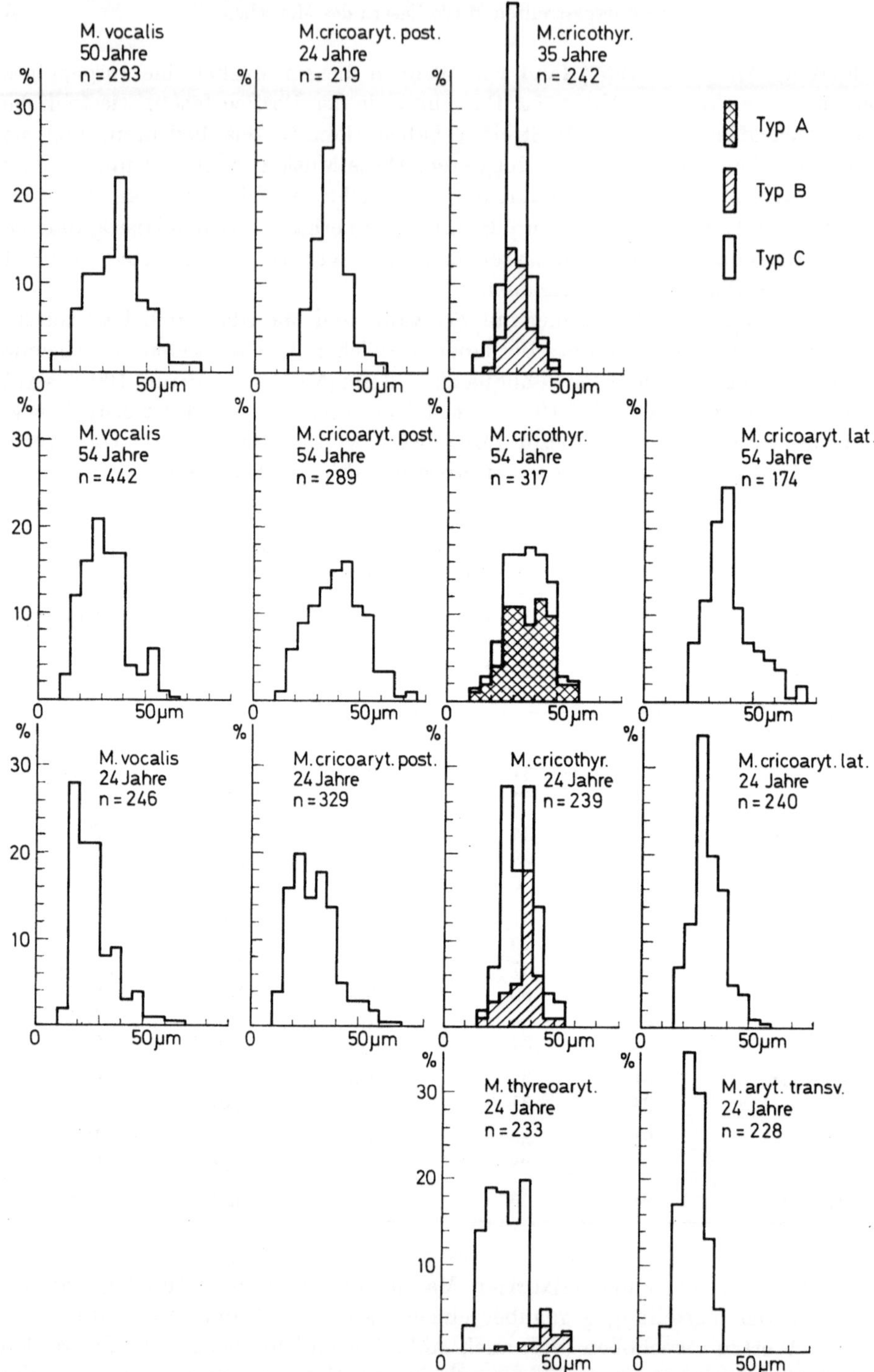


**Abb. 25.** Histogramme der Durchmesser der Fasertypen in Kehlkopfmuskeln. Die Muskeln in der zweiten sowie in der dritten und vierten Reihe stammen von gleichen Probanden. Alle Probanden waren Männer. Die Fasern im M.arytenoideus transversus stehen zwischen den Typen B und C ($n$ = Zahl der Fasern)

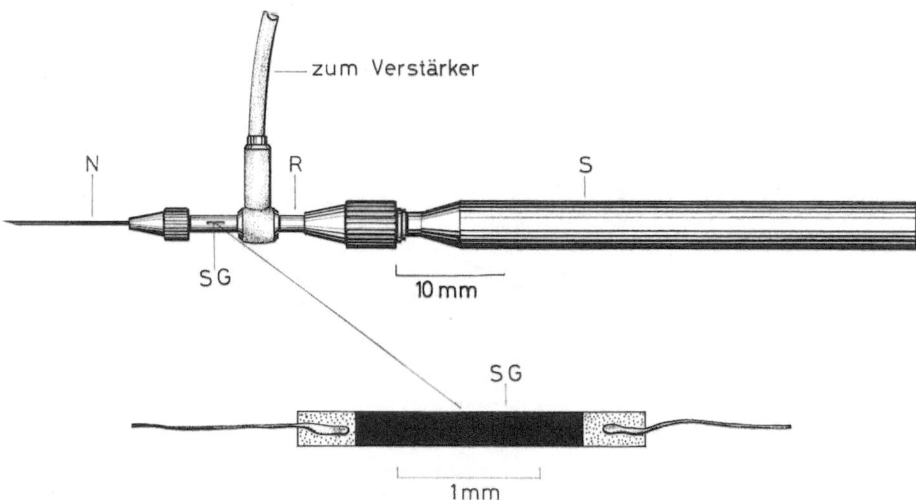


Abb. 26. Meßvorrichtung: Der Stahlstab (*R*) mit dem dehnungsempfindlichen Halbleiterelement (*SG*) wird über den Schaft (*S*) mit einem Stativ verbunden. Die Nadel (*N*) wird in die Sehne eingestochen. (Aus Buchthal und Schmalbruch, 1970a)

# V. Kontraktionszeiten in menschlichen Muskeln

## A. Methodik

### 1. Prinzipien und Eigenschaften der Meßvorrichtungen

Zur Registrierung von isometrischen Einzelkontraktionen menschlicher Muskeln diente als mechano-elektrischer Wandler ein dehnungsempfindlicher Silizium-Halbleiter (Kulite, New Jersey, Typ AEP-0,90). Der Vorteil dieses Meßelements ist, daß es klein (2,5 × 0,3 × 0,02 mm) und außerordentlich empfindlich ist (Buchthal und Schmalbruch, 1969).

In den ersten Versuchen wurde der Halbleiter exzentrisch in einer dünnen Kanüle (Buchthal und Schmalbruch, 1969) oder auf einer Blattfeder (Schmalbruch und Buchthal, 1969a) angebracht. Später wurde er auf einen 10 mm langen und 2 mm dicken Stahlstab befestigt, der an einem Ende eine 0,7 mm dicke Nadel trug (Abb. 26). Diese Nadel wurde in die Sehne des zu untersuchenden Muskels eingestochen, das andere Ende des Stabes war an einem Stativ befestigt (Abb. 27). Bei fixierten Gliedmaßen führte eine isometrische Einzelkontraktion eines Muskels zu einer Dehnung seiner Sehne. Dadurch wurde die Nadel *N* (Abb. 26) und damit der Stahlstab *R* (Abb. 26) gebeugt, wodurch das Meßelement *S* (Abb. 26) je nachdem gestreckt oder gestaucht wurde.

Die untere Grenze der nutzbaren Empfindlichkeit war gegeben durch die Schwingungen des Körpers, die von der Herzaktion und der Bewegung des Blutes in den großen Gefäßen herrührten (ballistocardiographischer Effekt). Wenn die Nadel in die Sehne eingestochen war, hatte das System eine Eigenfrequenz von 2200 Hz. Seine dynamischen Eigenschaften erlaubten somit, Längenveränderungen von 2,5 msec Dauer und darüber hinreichend verzerrungsfrei zu registrieren (Buchthal und Schmalbruch, 1970a).

Isometrische Einzelkontraktionen des M.adductor pollicis wurden gleichzeitig in der Sehne mit unserer Methode und konventionell am Daumen[1] (Lit. s. Slomic et al., 1968) registriert.

[1] Bei dieser Methode wird die Hand in Dorsallage fixiert, die proximale Phalanx des abduzierten Daumens ist über einen Ring und eine Stange mit einem mechano-elektrischen Wandler verbunden. Kontraktionen des M.adductor pollicis werden vom N.ulnaris am Handgelenk mit Nadelelektroden ausgelöst.

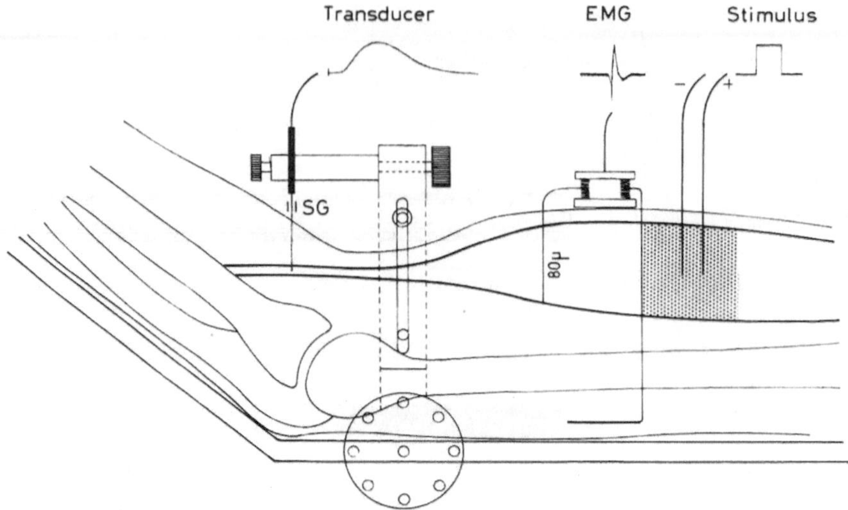


Abb. 27. Versuchsanordnung für den M.biceps brachii. Der Arm liegt auf einer Schiene, die Meßvorrichtung (Transducer) ist an einem Stativ befestigt, die Nadel befindet sich in der Sehne. In der Endplattenzone (punktiert) stecken Stimulationselektroden. EMG: Ein 80 μm dicker Draht ist als „differente" Elektrode quer durch den Muskel geführt, als „indifferente" Elektrode dient eine subcutan liegende Nadel auf der Rückseite des Armes (Aus Schmalbruch und Buchthal, 1969a)

Die Anspannungszeiten[2] waren innerhalb von 4% identisch. Die Amplitude einer in der Sehne registrierten Kontraktion hing von der Position der Nadel ab, sie erwies sich aber bei gegebener Position als proportional der am Daumen gemessenen Kraft. Die Kraft isometrischer Einzelkontraktion im M.biceps brachii wurde am distalen Ende des Radius gleichzeitig mit der Registrierung in der Sehne gemessen und auf den Ansatzpunkt der Sehne und für 90° Beugung des Ellbogengelenkes umgerechnet.

Für Einzelkontraktionen, die schwächer waren als 10—20% der maximalen Kraft einer Einzelkontraktion des Cap.long. des M.biceps brachii war die Amplitude der Kontraktionskurve, die in der Sehne registriert wurde, proportional der Kraft. Bei stärkeren Kontraktionen traten störende transversale Bewegungen der Sehne auf.

Wenn man annimmt, daß die Proportionalität auch für schwache Kontraktionen gilt, die zwar noch in der Sehne, nicht mehr jedoch am Unterarm meßbar waren, kann man Werte für deren Kraft errechnen. Die schwächsten elektrisch stimulierten reproduzierbar in der Sehne registrierten Einzelkontraktionen entwickelten danach 0,5—1% der maximalen Kraft einer Einzelkontraktion des langen Kopfes des M.biceps brachii. Da beide Köpfe etwa den gleichen Querschnitt haben und der gesamte M.biceps brachii 700—800 motorische Einheiten enthält (Buchthal, 1961), entspricht die schwächste meßbare Einzelkontraktion der mittleren Kraft von 2—4 motorischen Einheiten.

Insgesamt sind somit drei Methoden zur Registrierung von Einzelkontraktionen benutzt worden:

1. Die konventionelle Methode, die jedoch nur für den M.adductor pollicis geeignet ist. Sie mißt den zeitlichen Verlauf und die Kraftentwicklung korrekt und diente zur Prüfung von 2.

2. Die neue, von uns entwickelte Methode zur Registrierung in der Sehne, die für jeden Muskel mit oberflächlich gelegener Sehne geeignet ist. Sie zeichnet den zeitlichen Verlauf einer

2 Anspannungszeit (Kontraktionszeit, Anstiegszeit) ist die Zeit vom Beginn der Kontraktion bis zum Gipfel der isometrischen Einzelzuckungskurve (s. Abb. 28).

Einzelzuckung richtig auf, mißt aber nicht die Kraft. Eine angenäherte Kalibrierung der Kraft ist durch Methode 3 möglich.

3. Die Methode der Registrierung vom Unterarm, die nur zur Bestimmung der Kraft diente. Für Einzelkontraktionen, die stärker sind als etwa 3—5% der maximalen Kraft einer Einzelkontraktion des M.biceps brachii Caput longum gibt sie die Amplitude der Kraft. Der zeitliche Verlauf der Zuckungskurve jedoch weicht wegen der Trägheit der Masse des Unterarmes umso stärker von der mit der Methode 2 registrierten ab, je schlechter die isometrischen Bedingungen sind.

## 2. Versuchsanordnung und Versuchspersonen

Durch geeignete Lagerung der Versuchspersonen und deren Gliedmaßen wurden die zu untersuchenden Muskeln etwa 10% über die Ruhelage gestreckt. Zur Untersuchung des Platysma wurde der Kopf zurückgebeugt und maximal zur kontralateralen Seite rotiert. Die intramuskuläre Temperatur wurde fortlaufend mit einem eingestochenen Thermoelement gemessen. Die Aktivierung möglichst kleiner Faserbündel erfolgte von der Endplattenzone des Muskels aus, in die eine bifilare Elektrode eingeführt worden war. Die Reize waren Rechteckimpulse von 0,1 oder 0,2 msec Dauer. Um die Kontraktionszeiten mehrerer unterschiedlich zusammengesetzter Faserbündel[3] in einem Muskel zu untersuchen, wurde die Reizelektrode systematisch in 3—5 mm großen Schritten innerhalb der Endplattenzone verschoben und bei konstanter Reizdauer die Stärke des Reizstromes variiert. Die Aktionspotentiale im Muskel wurden mit Oberflächen-, concentrischen Nadel- oder Drahtelektroden registriert.

Um quantitativ die Temperaturabhängigkeit der Anspannungszeit zu bestimmen, wurde durch Eisbeutel die intramuskuläre Temperatur auf 22—25° C gesenkt. Während der Wiedererwärmung registrierten wir in Schritten von 0,5° C isometrische Einzelkontraktionen ein und desselben Faserbündels. In anderen Versuchen wurden im gleichen Muskel verschiedene Faserbündel bei 22—25° C und Erwärmung bei 36—38° C untersucht.

Der Einfluß von Sauerstoffmangel auf die Kontraktionszeiten in einem Muskel bestimmten wir, indem wir mit einer Blutdruckmanschette die arterielle Durchblutung einer Extremität unterbrachen. 20—45 min nach Unterbrechung der Blutzufuhr wurden die Kontraktionszeiten verschiedener Faserbündel gemessen und mit den Ergebnissen bei den gleichen Versuchspersonen vor der Ischämie verglichen.

Nahezu isolierte H-Reflexe[4] konnten im M.soleus ausgelöst werden. Wir plazierten dazu Stimulationselektroden in der Kniekehle so am N.tibialis, daß die M-Antwort auf sehr schwache Reize im M.soleus nur 10—20% der H-Reflexantwort ausmachte und daß aus dem M.gastrocnemius kein Aktionspotential abzuleiten war. Die M-Antwort des M.soleus bei gleicher Reizstärke und Elektrodenposition konnten wir isolieren, indem die Reizfrequenz erhöht wurde, da dabei einzelne H-Reflexe ausfielen. Zusätzlich wurden bei den gleichen Versuchspersonen gleich starke Einzelkontraktionen registriert, für die der M.soleus von der Endplattenzone aus aktiviert wurde.

Die Versuche wurden an 25 Versuchspersonen ohne Zeichen einer neuromuskulären Erkrankung durchgeführt, von denen 21 ein Alter zwischen 16 und 20 Jahren und 4 ein Alter zwischen 45 und 63 Jahren hatten. Die untersuchten Muskeln sind in Tabelle 5 aufgeführt.

---

3 Bei der Stimulation in der Endplattenzone werden Fasern verschiedener motorischer Einheiten erregt. Um sich auf Anteile möglichst weniger motorischer Einheiten zu beschränken, wurden die Stimuli und damit die Zahl der erregten Fasern so klein gehalten, daß die Kontraktion gerade noch reproduzierbar registriert werden konnte.

4 Bei der elektrischen Reizung des N. tibialis reizt man nicht nur die efferenten motorischen sondern auch die afferenten sensiblen Nerven der Muskelspindeln. Leitet man das Aktionspotential des M. soleus ab, erhält man zwei Antworten. Die zeitlich frühere M-Antwort entsteht durch Reizung der motorischen Nerven, etwa 20 msec später folgt der durch Reizung der sensiblen Nerven und Erregung der Vorderhornzellen ausgelöste Eigenreflex (H-Antwort) (Lit. s. Rein und Schneider, 1960). Die Größe von M- und H-Antwort hängt von der Stärke des Reizes, der Reizfrequenz und der Position der Elektroden am Stamm des N. tibialis ab (Hoffmann, 1918).

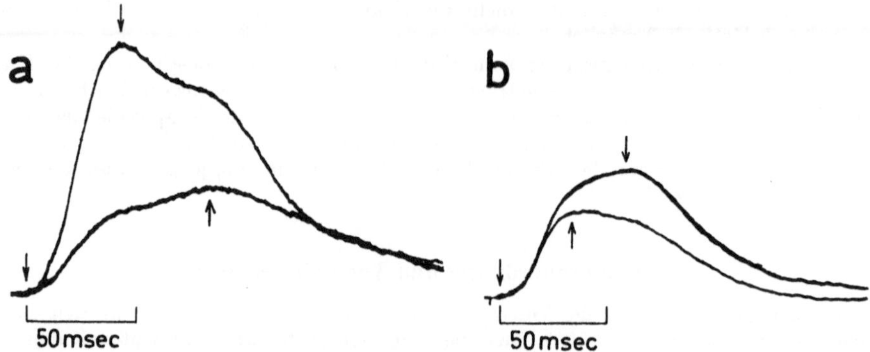


Abb. 28a u. b. M.biceps brachii Caput longum. Isometrische Einzelkontraktionen von je zwei verschiedenen Faserbündeln. Die Zusammensetzung des stimulierten Bündels wurde in a durch Änderung der Reizstärke bei unveränderter Position und in b durch Wechsel der Position der Stimulationselektrode bei konstanter Reizstärke erreicht. Die Pfeile bezeichnen Beginn und Ende der Anstiegszeit (Kontraktionszeit). Intramuskuläre Temperatur 36—37° C. (Modifiziert aus Buchtal und Schmalbruch, 1970a)

## B. Befunde

### 1. Das Spektrum der Kontraktionszeiten

Wenn kleine Bündel von Muskelfasern von verschiedenen Stellen der Endplattenzone aus stimuliert wurden oder wenn die Reizstärke an einer Stelle leicht verändert wurde, änderte sich die Zusammensetzung des stimulierten Faserbündels und damit oft die Anstiegszeit der Einzelkontraktion (Abb. 28). Die Mittelwerte der Kontraktionszeiten eines Muskels (jeweils 10—30 Messungen) waren an verschiedenen Tagen innerhalb von 3—6% bei der gleichen Person und innerhalb von 10% bei verschiedenen Personen reproduzierbar[5].

Die in einem Muskel gemessenen Kontraktionszeiten bilden das Spektrum dieses Muskels. Die Spektra waren für die verschiedenen untersuchten Muskeln unterschiedlich (Abb. 29 und 30). Die Verteilung war in allen Fällen normal, so daß die Prüfung unterschiedlicher Mittelwerte auf ihre Signifikanz mit dem *t*-Test erlaubt ist.

Die Mittelwerte der Anstiegszeiten der untersuchten Muskeln sind aufgeführt in der Tabelle 5.

Im M.biceps brachii Caput longum waren etwa 30% der Zeiten länger als 60msec, im M.triceps brachii Caput laterale dagegen nur 2%. In den Unterschenkelmuskeln war im M.tibialis anterior über die Hälfte der Kontraktionszeiten kürzer als 60 msec. während im M.gastrocnemius und im M.soleus die meisten Kontraktionszeiten länger als 60 msec dauerten.

Im M.biceps brachii Caput longum bestand kein statistisch significanter Unterschied zwischen den Messungen bei männlichen und weiblichen und bei jungen und alten (16—63 Jahre) Versuchspersonen. Auch Training scheint die Kontraktionszeiten nicht zu beeinflussen, da die Werte im M.triceps brachii und

---

5 Diese sowie alle weiteren im Teil V benutzten statistischen Berechnungen wurden von Dr.phil.Poul Rosenfalck, Neurophysiologisches Institut der Universität Kopenhagen, durchgeführt.

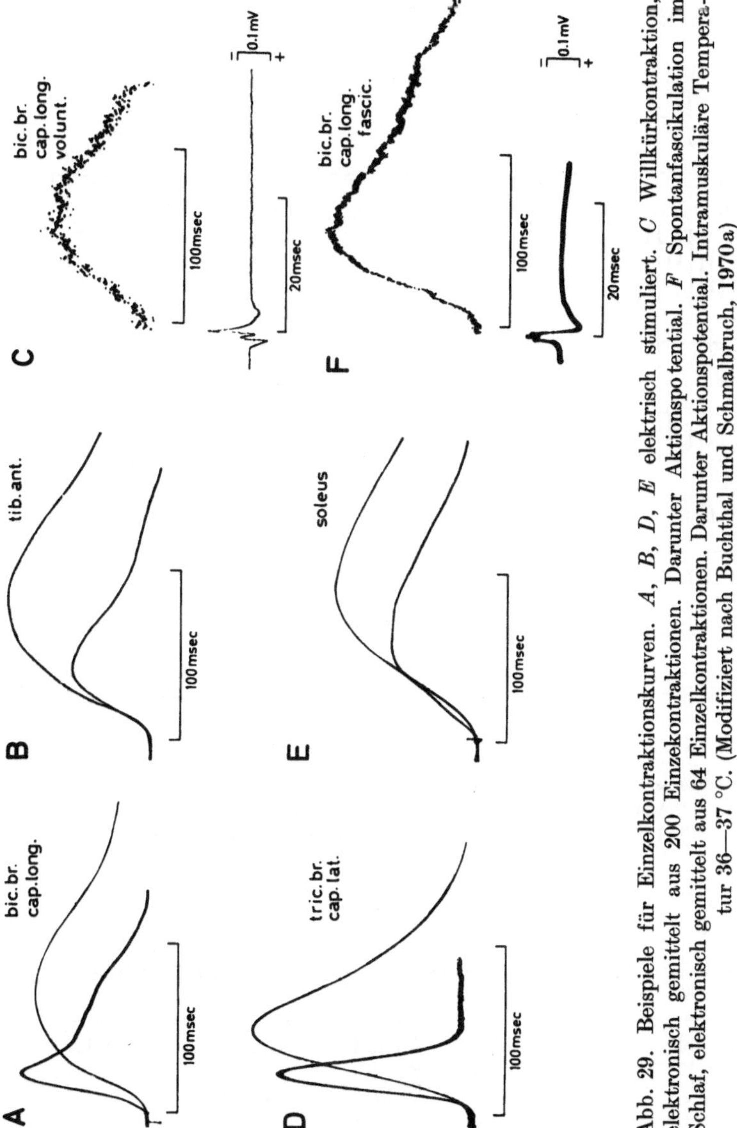


Abb. 29. Beispiele für Einzelkontraktionskurven. *A*, *B*, *D*, *E* elektrisch stimuliert. *C* Willkürkontraktion, elektronisch gemittelt aus 200 Einzelkontraktionen. Darunter Aktionspotential. *F* Spontanfascikulation im Schlaf, elektronisch gemittelt aus 64 Einzelkontraktionen. Darunter Aktionspotential. Intramuskuläre Temperatur 36—37 °C. (Modifiziert nach Buchthal und Schmalbruch, 1970a)

M.biceps brachii bei einem Gewichtsheber, der bei maximaler Willkürkontraktion der Oberarmuskulatur die doppelte Kraft von untrainierten Männern aufbrachte, innerhalb des Normbereichs lagen.

## 2. Die Form der isometrischen Einzelkontraktionskurve

Ungefähr ein Drittel der Kontraktionen im M.biceps brachii und im M. tibialis anterior zeigt anfangs einen schnellen und später einen langsamen Kraftanstieg (Abb. 28). In den langsamen (M.triceps surae) sowie in den schnellen Muskeln (M.triceps brachii Caput laterale, Platysma) waren zwei Phasen während

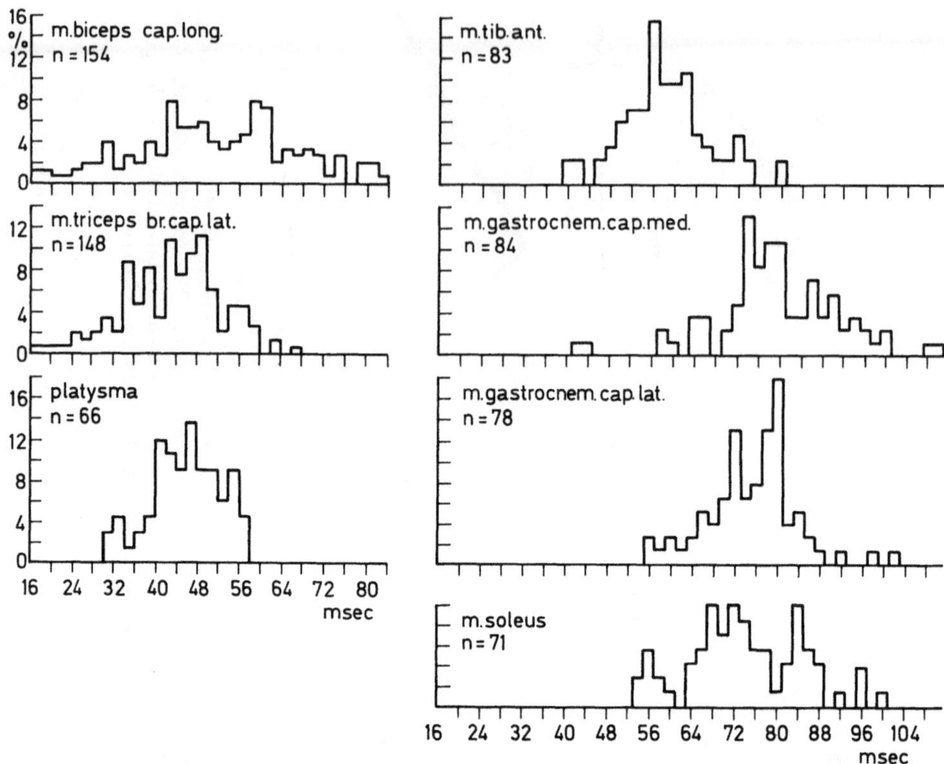


Abb. 30. Verteilung der Kontraktionszeiten kleiner Faserbündel. Jedes Histogramm enthält die Werte von 4–9 Versuchspersonen. *n* ist die Zahl der Messungen. Intramuskuläre Temperatur 36–37° C. (Modifiziert nach Buchthal und Schmalbruch, 1970a)

Tabelle 5. *Mittelwerte der Anstiegszeiten von isometrischen Einzelkontraktionen kleiner Faserbündel (36—37° C)*

| Muskel | Anzahl Versuchs-personen | Anzahl Faser-bündel | Anstiegs-zeit (msec) | Standard-abweichung (msec) |
|---|---|---|---|---|
| M. biceps br., Cap. long. | 9 | 154 | 52,0 | 14,5 |
| M. triceps br., Cap. lat. | 7 | 148 | 44,5 | 9,5 |
| M. tib. ant. | 7 | 83 | 58,0 | 9,0 |
| M. gastrocn. | | | | |
| Cap. med. | 6 | 84 | 79,0 | 12,0 |
| Cap. lat. | 6 | 71 | 74,0 | 8,5 |
| M. soleus | 6 | 71 | 74,0 | 11,0 |
| Platysma | 3 | 66 | 45,0 | 7,0 |

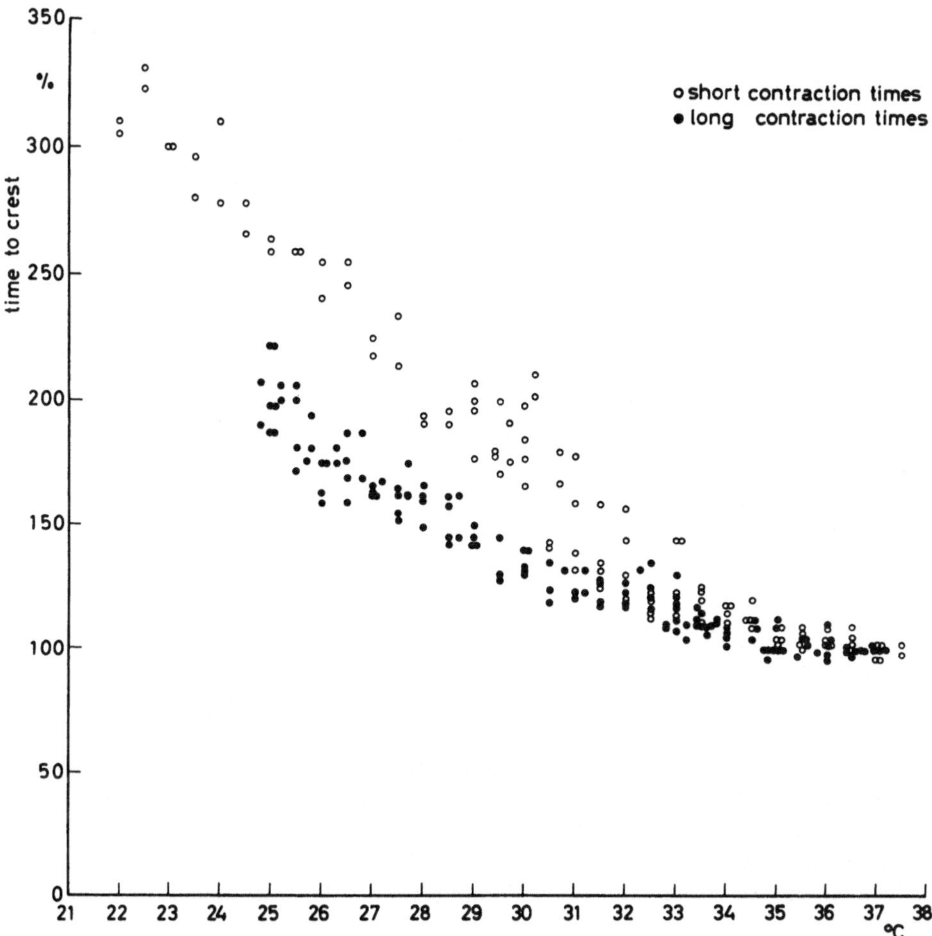


Abb. 31. Kontraktionszeiten von zwei schnellen (M.biceps brachii Caput longum) und drei langsamen (M.gastrocnemius Caput laterale) Faserbündeln als Funktion der Temperatur. o short contraction times • long contraction times. Ordinate: Kontraktionszeit in Prozent der Zeit bei 37° C. Abscisse: Intramuskuläre Temperatur. (Aus Buchthal und Schmalbruch, 1970a)

des Anstiegs lediglich in etwa 10% der Kurven zu erkennen. Deutliche Inflektionen des Kurvenverlaufs, wie sie bei der Mischung von sehr schnellen und sehr langsamen Fasern entstehen (Biscoe und Taylor, 1967), erscheinen nur in wenigen Kurven des M.biceps brachii und des M.tibialis anterior.

### 3. Einfluß der Temperatur

Schnelle Faserbündel (44—46 msec, 37° C) wurden im M.biceps brachii Caput longum, langsame (58—82 msec, 37° C) im M.gastrocnemius Caput laterale untersucht. Zwischen 22 und 32° C nimmt dabei die Kontraktionszeit um 10%/° C ($Q_{10}$ = 2,5) in schnellen und um 7%/° C ($Q_{10}$ = 2,0) in langsamen Muskeln ab.

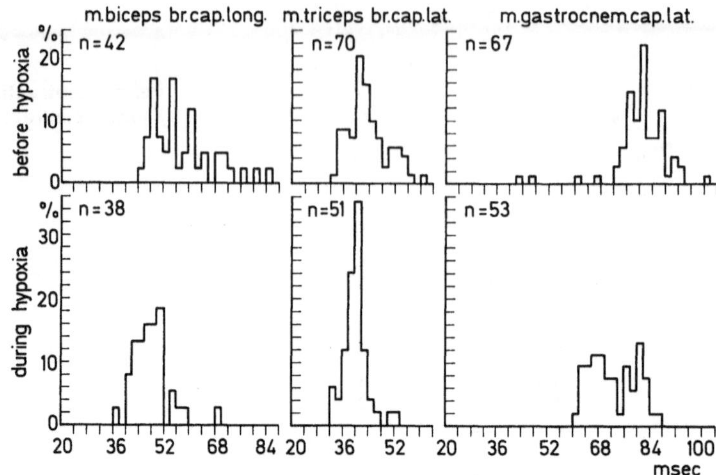


Abb. 32. Spektren von je 2 Versuchspersonen vor und 20—45 min nach Beginn der Durchblutungs-Unterbrechung. *n* ist die Zahl der Messungen. Intramuskuläre Temperatur 37° C. (Aus Buchthal und Schmalbruch, 1970a)

Zwischen 32 und 37° C ist die entsprechende Abnahme 5% ($Q_{10} = 1{,}7$) bzw. 4% ($Q_{10} = 1{,}5$) (Abb. 31) (Schmalbruch und Buchthal, 1969b). Im M.tibialis anterior der Katze, der sowohl schnelle als auch langsame Fasern enthält, war der Temperaturkoeffizient $Q_{10}$ 1,55 (30—40° C, Gordon und Phillips, 1953).

Die unterschiedliche Temperaturabhängigkeit von schnellen und langsamen Fasern kam ebenfalls darin zum Ausdruck, daß das Spektrum der Kontraktionszeiten im M.biceps brachii bei 22—24° C schmäler (Standardabweichung 10%) war als bei 36—38° C (Standardabweichung 22%). Diese Abnahme der Streuung erklärt sich aus der relativ stärkeren Verlangsamung der ursprünglich schnelleren Fasern.

## 4. Der Einfluß von Hypoxie

Während der Unterbrechung der Circulation waren nach 20—45 min in den M.biceps brachii Caput longum, M.triceps brachii Caput laterale und M.gastrocnemius Caput laterale Faserbündel mit kurzen Kontraktionszeiten signifikant häufiger als vorher (Abb. 32). Dieses kann entweder ein Ausdruck dafür sein, daß die Dauer des vollen aktiven Zustandes („active state") der sauerstoffabhängigeren langsamen Fasern während der Hypoxie verkürzt war oder daß vorwiegend die langsamen Fasern hypodynamisch geworden waren.

## 5. Kontraktionszeiten von H-Reflexen

Die Kontraktionszeit der durch einen H-Reflex (elektrische Stimulation der afferenten Nerven) aktivierten Muskelfasern im M.soleus war 98 ± 2 msec ($n = 17$). Gleich starke Kontraktionen, die von der Endplattenzone ausgelöst wurden sowie isolierte M-Antworten (elektrische Stimulation der efferenten Nerven) hatten bei den gleichen Versuchspersonen Anspannungszeiten von 74 ± 1,5 msec ($n = 27$) ($p < 0{,}001$) (Abb. 33).

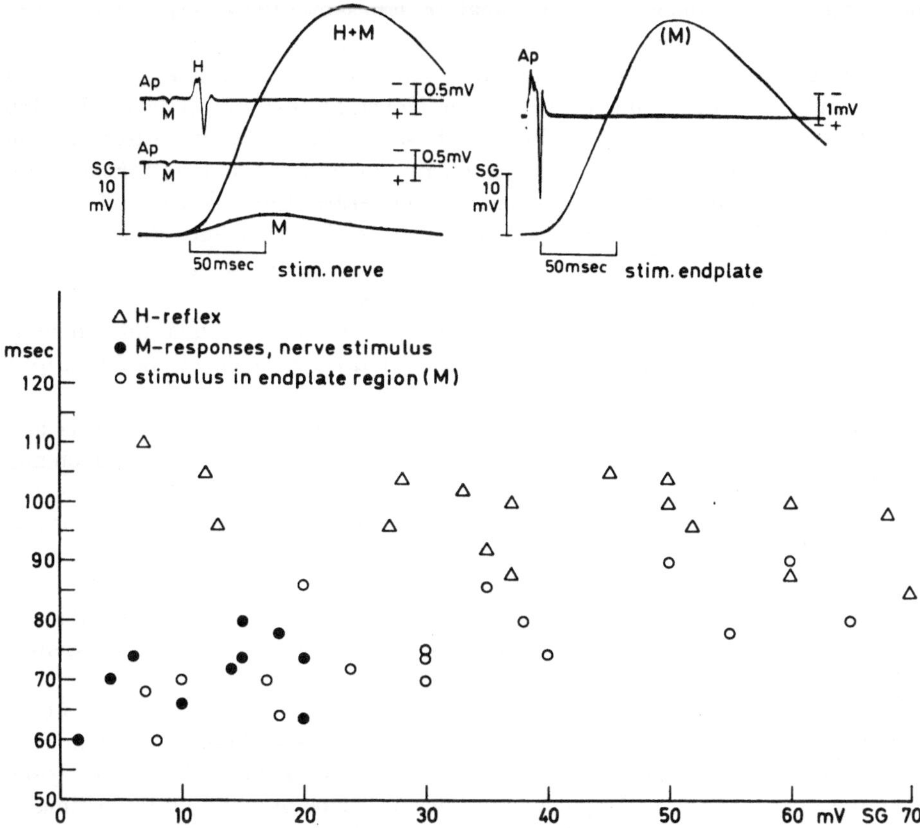


Abb. 33. Oben: Einzelkontraktionen des M.soleus. Rechts stimuliert in der Endplatte: (*M*); links am N.tibialis: *M*. Die M-Antwort ist außerdem zusammen mit einer sehr viel größeren H-Reflex-Kontraktion registriert: $H + M$. *Ap* Aktionspotential; *SG* Kraft in Millivolt Ausgangsspannung der Meßvorrichtung. Unten: Kontraktionszeiten (Ordinate) von H-Reflexen und von elektrisch direkt stimulierten Kontraktionen von gleicher Amplitude (Abscisse). Intramuskuläre Temperatur 37° C. (Modifiziert aus Buchthal und Schmalbruch, 1970b)

## C. Diskussion der Fasertypen und der Kontraktionszeiten in Skeletmuskeln

Die Ergebnisse der physiologischen Untersuchungen zeigen, daß es in menschlichen Muskeln Faserbündel mit kurzen und solche mit langen Kontraktionszeiten gibt. Diese Faserbündel unterscheiden sich hinsichtlich der Empfindlichkeit gegenüber Sauerstoffmangel und gegenüber einer Änderung der Temperatur. Das bedeutet, daß es auch in menschlichen Muskeln wie bei Versuchstieren schnelle und langsame Muskelfasern mit unterschiedlichem Stoffwechsel gibt.

Allerdings dürften die untersuchten Faserbündel, da sie von der Endplattenzone aus stimuliert wurden, in der Regel aus Anteilen verschiedener motorischer Einheiten bestehen, so daß sowohl schnelle als auch langsame Fasern im gleichen Faserbündel enthalten sein können. Dafür spricht, daß vor allem im stark gemischten M.biceps brachii ein Drittel der Zuckungskurven während des Anstiegs eine anfängliche schnelle und eine spätere langsame Phase erkennen lassen. Deshalb ist zu fragen, wie ein Spektrum von Kontraktionszeiten zustande kommt. Entweder ist es der Ausdruck dafür, daß die motorischen Einheiten in jedem Muskel ein breites Spektrum verschiedener Kontraktionszeiten haben, oder daß das Spektrum der Kontraktionszeiten der Faserbündel durch eine Mischung von motorischen Einheiten mit jeweils schnellen und langsamen Kontraktionen in wechselndem Verhältnis entsteht (Andersen und Sears, 1964; Biscoe und Taylor, 1967). Das würde bedeuten, daß es hinsichtlich der Kontraktionszeiten nur zwei Arten von motorischen Einheiten gibt, wie sie von Andersen und Sears (1964) im M.intercostalis der Katze beschrieben worden sind.

Folgende Ergebnisse sprechen dafür, daß es in den von uns untersuchten Muskeln des Menschen hinsichtlich der Kontraktionszeiten mehr als zwei Gruppen von motorischen Einheiten gibt.

1. Im M.soleus der Katze (McPhedran et al., 1965) haben die motorischen Einheiten Kontraktionszeiten von 50—100 msec, histochemisch gibt es jedoch nur einen Fasertyp.

2. Deutliche Inflektionen, die bei der Mischung von Fasern mit weit auseinanderliegenden Kontraktionszeiten zu erwarten sind (Biscoe und Taylor, 1967), sind selten.

3. Einzelne willkürlich innervierte motorische Einheiten[6] aus dem M.biceps brachii (Abb. 29 C) (Buchthal und Schmalbruch, 1970a) haben Kontraktionszeiten um 60 msec und liegen damit etwa in der Mitte des Spektrums.

Das Spektrum vom M.soleus, der fast nur Fasern des Typs C enthält, überlappt kaum mit dem vom Caput laterale des M.triceps brachii, in dem nur A- und B-Fasern vorkommen. Die Grenze liegt bei etwa 60 msec. Der Prozentsatz der Zeiten über 60 msec im Caput longum des M.biceps brachii und im M.tibialis anterior entspricht ungefähr dem Anteil der C-Fasern in diesen Muskeln (Tabelle 1). Fasern des Zwischentyps (B) sind offensichtlich schneller als C-Fasern, da Kontraktionszeiten über 60 msec im M.triceps brachii Caput laterale des Menschen nahezu fehlen, obgleich etwa 50% der Fasern dieses Muskels zum Zwischentyp gehören. Aus dem Vergleich der Spektren könnte man so schließen, daß die Kontraktionszeiten von C-Fasern über 60 msec und die von A- und B-Fasern unter 60 msec liegen. Die Muskeln mit einem hohen Gehalt an mitochondrienreichen Fasern (Gruppe IV, Tabelle 1) stammen ausschließlich von der unteren Extremität. Die drei Köpfe des M.triceps surae haben nur lange Kontraktionszeiten; einige wenige im M.sartorius gemessene Zeiten lagen um 80 msec. Buller et al. (1959) und McComas und Thomas (1968) fanden mit indirekten Methoden gleichfalls, daß Beinmuskeln beim Menschen langsamer sind als Muskeln der oberen Extremität. Buller et al. (1959) maßen den zeitlichen Verlauf der intramuskulären Druckentwicklung und schlossen daraus auf die Kontraktionszeit. Im Gegensatz zu allen bisher untersuchten Säugetieren konnten die Autoren ebenso wie wir physiologisch

6 Besonders trainierten Versuchspersonen gelingt es, willkürlich nur eine motorische Einheit in einem Muskel zu innervieren. Wenn die Aktionspotentiale über einen Lautsprecher hörbar gemacht werden, kann die Innervationsfrequenz dieser Einheit auf unter 6/sec gesenkt werden, so daß keine Fusion der Einzelkontraktionen eintritt. Durch elektronisches Addieren von etwa 200 Kontraktionen konnten wir so durch Unterdrückung der Störungen wenige isometrische Einzelkontraktionskurven von motorischen Einheiten aus dem M.biceps brachii registrieren (Abb. 43c).

beim Menschen keinen Unterschied zwischen M.gastrocnemius und M.soleus feststellen.

Bei jedem Versuch einer Korrelation von Fasertypen mit Kontraktionszeiten ist zu berücksichtigen, daß histochemisch gleiche oder ähnliche Fasern in verschiedenen Muskeln des gleichen Tieres unterschiedlich schnell sein können (Close, 1964; Edström und Kugelberg, 1968; Hall-Craggs, 1968). Auch im gleichen Muskel weisen histochemisch identische Fasern ein weites Spektrum von Kontraktionszeiten auf (McPhedran et al., 1965). Das Überwiegen kürzerer Zeiten nach Hypoxie (Abb. 32) ist einerseits ein weiteres Argument dafür, daß Fasern mit langsamen Kontraktionen mitochondrienreich und deswegen besonders empfindlich gegen Sauerstoffmangel sind, zeigt aber andererseits, daß der M.gastroncnemius in Wirklichkeit aus einem Spektrum unterschiedlich sauerstoffbedürftiger Fasern besteht, obgleich er histochemisch ziemlich homogen erscheint. Auch die langsameren H-Reflexkontraktionen im M.soleus belegen, daß es in diesem Muskel langsamere und weniger langsame motorische Einheiten mit Kontraktionszeiten über 60 msec gibt, deren Verhältnis zueinander ähnlich ist wie das von schnellen zu langsamen in einem stark gemischten Muskel der Katze. Dort aktivieren Streckreflexe zuerst Motoneurone mit dünnen Nervenfasern, die zu kleinen motorischen Einheiten mit mitochondrienreichen und langsamen Muskelfasern gehören (Henneman et al., 1965; Henneman und Olson, 1965). Ähnlich unseren Befunden an einzelnen Faserbündeln fanden Homna und Kano (1962), daß maximale isometrische Einzelkontraktionen der Wadenmuskulatur des Menschen schneller waren als Reflexkontraktionen.

Die angestellten Überlegungen zeigen, daß die histochemische und morphologische Klassifizierung der menschlichen Skeletmuskelfasern zwar einen Anhalt für die Kontraktionszeiten der Fasern geben kann, daß aber die Aufstellung von morphologischen Typen stets eine grobe Vereinfachung darstellt. Es ist jedoch möglich, in den von uns untersuchten menschlichen Muskeln den Typen A und B die Kontraktionszeiten von unter 60 msec und dem Typ C die Kontraktionszeiten über 60 msec zuzuschreiben.

In einer Untersuchung, über die a.a.O. berichtet werden soll, haben wir (Buchthal et al., 1970a, b) bei 29 Patienten mit verschiedenen myogenen und neurogenen[7] Erkrankungen die hier beschriebene neue Anordnung zur Messung von Kontraktionszeiten benutzt. In einem Teil der Krankheitsbilder war eine Verschiebung des Spektrums der Kontraktionszeiten zu höheren Werten zu registrieren. Bei neun Patienten konnte histochemisch die Verteilung der Fasertypen bestimmt werden. Mit einer Ausnahme spiegelte sich eine Verlängerung der Kontraktionszeiten in dem gegenüber dem normalen Muskel vermehrten Anteil der Muskelfasern vom Typ C wider.

## VI. Zusammenfassung

Bei Säugetieren gibt es schnelle und langsame motorische Einheiten, die oft im gleichen Muskel gemischt vorkommen. Die Differenzierung der Fasern wird

7 Muskeldystrophie, Duchenne-Typ (8 Fälle), Muskeldystrophie, Schulter-Becken-Gürtel-Typ (6 Fälle), Polymyositis (1 Fall), Plexuslähmung (8 Fälle), Amyotrophische Lateralsklerose (5 Fälle), Lähmung nach Poliomyelitis ant.acuta (1 Fall).

(nach Transplantationsversuchen) bestimmt durch die Entladungsfrequenz der Motoneurone, die in langsamen Einheiten niedriger ist. In der Regel sind die Muskelfasern der langsamen motorischen Einheiten mitochondrienreich und haben einen hohen oxydativen Stoffwechsel, während die Muskelfasern der schnellen motorischen Einheiten mitochondrienarm sind und vorwiegend glycolytisch arbeiten. Wenn man die Fasern nach ihrem Gehalt an Enzymen oder Substraten des Energiestoffwechsels differenziert, so gehören histochemisch alle Fasern einer motorischen Einheit zum gleichen Typ. Die lockere Korrelation des Energiestoffwechsels mit der Kontraktionsgeschwindigkeit gilt nach bisherigen tierexperimentellen Untersuchungen für fast alle Skeletmuskeln von Säugetieren, nicht jedoch für den schnellen und mitochondrienreichen M.vocalis des Kaninchens. Weder die makroskopische Farbe des Muskels (rot-weiß) noch das lichtmikroskopische Querschnittsbild (Fibrillenstruktur - Felderstruktur) der Fasern erlauben, bei Säugetieren schnelle und langsame Muskeln bzw. Fasern sicher zu unterscheiden.

Eine weitere Gruppe von Fasern unterscheidet sich durch das Fehlen des M-Streifens. Die physiologische Bedeutung dieser Fasern, die in einigen Muskeln kleiner Säugetiere und des Menschen (innere und äußere Kehlkopfmuskeln, äußere Augenmuskeln) vorkommen und die morphologisch tonischen Froschmuskelfasern gleichen, ist noch umstritten. Es ist jedoch gut gesichert, daß bei Säugetieren in der eigentlichen Skeletmuskulatur außerhalb von Muskelspindeln ausschließlich phasische Fasern vorkommen.

Anhand eigener Untersuchungen werden die feinere Morphologie und die Korrelation der Bauelemente der quergestreiften menschlichen Muskelfaser beschrieben. Im Gegensatz zum Zwerchfell der Ratte besteht kein Zusammenhang zwischen Fibrillenform im Querschnitt und Mitochondriengehalt. Isodiametrische, bandförmige und unregelmäßig polygonale Fibrillen können in der gleichen Faser vorkommen. Fasern ohne M-Streifen fanden wir nur in den Mm.omohyoideus und thyreohyoideus sowie in Kehlkopfmuskeln. In den Fasern mit verschiedener Mitochondriendichte sind keine Unterschiede in Verteilung, Anordnung und Zahl der Triaden und der terminalen Zisternen des sarcoplasmatischen Reticulums zu erkennen.

Anhand der Mitochondrienverteilung lassen sich in der Skeletmuskulatur drei Fasertypen unterscheiden:

1. Typ A: Selten liegen kleine Mitochondrienanschnitte neben den I-Bändern, Neutralfett fehlt nahezu völlig.

2. Typ B: Regelmäßig finden sich kleine Mitochondrienanschnitte neben den I-Bändern, Fettpartikel sind etwas häufiger als in A.

3. Typ C: Zahlreiche Mitochondrienanschnitte liegen sowohl in Höhe der I-Bänder als auch in Sarcoplasmastraßen zusammen mit Fettpartikeln zwischen den Myofibrillen und in der Nähe der zahlreichen Capillaren in Aussackungen des Sarcolemms.

Mit SudanschwarzB färben sich Fasern des Typs A gar nicht, des Typs C stark. Typ B nimmt eine Zwischenstellung ein. Um eine Faser als Typ C zu klassifizieren, wird verlangt, daß lichtmikroskopisch entweder subsarcolemmale Mitochondrienhaufen oder zahlreiche stark sudanophile Partikel (Neutralfett) auf dem Querschnitt zu erkennen sind.

Die Differenzierung von je 700 Muskelfasern in 93 Präparaten ließ es als zweckmäßig erscheinen, lichtmikroskopisch drei Gruppen von Muskeln zu unterscheiden. I. weniger als 20% C-Fasern, II. 20—50% C-Fasern, III. 50—100% C-Fasern. Als Beispiel für die Gruppe I kann das Caput laterale des M.triceps brachii, für Gruppe II das Caput longum des M.biceps brachii und für Gruppe III der M. triceps surae angeführt werden.

Alle Kehlkopfmuskeln enthalten viele mitochondrienreiche Fasern, lediglich im M.cricothyreoideus gehören die Hälfte bis zwei Drittel der Fasern zum Typ A bzw. B. Fasern ohne M-Streifen finden sich in den Mm.vocalis, cricoarytenoideus posterior und arytenoideus transversus. Da diese Fasern sich weder in der Sudanophilie noch im Durchmesser von den Fasern mit M-Streifen unterscheiden, kann ihre relativ Anzahl lichtmikroskopisch nicht bestimmt werden. Es ist bekannt, daß der M.cricoarytenoideus posterior, der zahlreiche Fasern ohne M enthält, eine ausgeprägte posturale elektrische Aktivität aufweist. Deshalb ist es unwahrscheinlich, daß diese Fasern wie Froschmuskelfasern ohne M-Streifen tonisch sind.

Um Aufschluß über das Kontraktionsverhalten der mitochondrienarmen und mitochondrienreichen Fasern beim Menschen zu erhalten, wurden von einigen Muskeln isometrische Einzelkontraktionen kleiner Faserbündel in situ in der Sehne registriert. Die Muskelfasern wurden elektrisch in der Endplattenzone stimuliert. Die kleinsten reproduzierbar aufzuzeichnenden Einzelkontraktionen haben im M. biceps brachii Caput longum 0,5—1% der maximalen Kraft einer Einzelkontraktion des gesamten Muskels. Das entspricht der mittleren Kraft von 2—4 motorischen Einheiten. Aus 20—30 Einzelkontraktionen verschiedener Faserbündeln wird das Spektrum der Kontraktionszeiten eines Muskels gebildet, das innerhalb von 3—6% beim gleichen und innerhalb von 10% bei verschiedenen Probanden reproduzierbar ist. Im Caput longum des M.biceps brachii sind 30% der Anspannungszeiten länger als 60 msec, im Caput laterale des M.triceps nur 2%. 25% der Fasern im M.biceps gehören zum mitochondrienreichenTyp C, diese Fasern fehlen nahezu völlig im M.triceps Caput laterale. In den Mm. gastrocnemius und soleus, in denen mitochondrienreiche Fasern überwiegen, liegen die meisten Kontraktionszeiten über 60 msec. Da im M.triceps brachii Caput laterale Fasern der Typen A und B vorkommen, kann man schließen, daß die Anspannungszeiten beider Typen unter, die der C-Fasern über 60 msc liegen. Die in den untersuchten Muskeln gemessenen isometrischen Kontraktionszeiten reichen von 20—100 msec.

Die Anspannungszeiten schneller Faserbündel sind stärker temperaturabhängig ($Q_{10} = 2,5$; 22—32° C) als die von langsameren Faserbündeln ($Q_{10} = 2,0$; 22—32° C) Dies zeigt ebenso wie die unter Ischämie eintretende Verschiebung der Spektren zu kürzeren Zeiten, daß Fasern mit unterschiedlichem Stoffwechsel für die langsamen und schnellen Kontraktionen verantwortlich sind.

Schwache Kontraktionen von H-Reflexen im M.soleus sind langsamer als Kontraktionen gleicher Amplitude, die durch Stimulation der efferenten Nerven oder der Endplatten ausgelöst werden. Das bedeutet, daß bei schwacher Reizung der afferenten Nerven bevorzugt diejenigen motorischen Vorderhornzellen, die zu motorischen Einheiten mit langen Kontraktionszeiten gehören, erregt werden.

## Cross-Striated Human Muscle Fibres


# VII. Summary

Mammals have fast and slow contracting motor units often mixed within the same muscle. The differentiation of muscle fibres is thought to be determined by the discharge frequency of motoneurones, which is lower in slow than in fast motor units. Usually muscle fibres of slow contracting units contain many mitochondria and have a high oxidative metabolism, whereas fibres of fast contracting units are poor in mitochondria and their energy supply is mainly glycolytic. Histochemically with respect to enzymes or substrates of metabolism all fibres of a motor unit are of the same type. As far as is known, in mammals the rough correlation of the type of metabolism with contraction time is valid for skeletal muscles but not for laryngeal muscles. In mammals neither the colour (red-white) nor the light microscopical appearance in cross sections ("Fibrillenstruktur" - "Felderstruktur") is strictly related to fast and slow muscles or fibres.

In some fibres the M-line fo the myofibrils is lacking. These fibres, occuring in a few muscles of small mammals, and also of man, morphologically resemble slow ("non-propagating") fibres of amphibia. Their physiological behaviour however is uncertain, since in skeletal muscles of mammals all extrafusal muscles fibres have a propagated action potential.

The fine structure of human muscle fibres and the coincidence of certain properties are described based on own investigations. Whereas in the diaphragm of rats, fibres rich in mitochondria contain myofibrils appearing band-like in cross-section, in human muscle isodiametrically, band-like and irregularly shaped myofibrils may occur within the same fibre. We found fibres without an M-line in the omohyoid, thyroid and some intrinsic laryngeal muscles. Fibres rich and poor in mitochondria do not differ with respect to number and distribution of triads and elements of the sarcoplasmic reticulum.

According to the distribution of mitochondria in skeletal muscle three types of fibres can be distinguished:

1. Type A: Mitochondria are small and rare and situated beside the I-bands. Lipid droplets are absent.
2. Type B: Mitochondria are regularly located besides the I-bands. Lipid droplets are a little more common than in type A.
3. Type C: Many mitochondria lie both near the I-bands and in logitudinal strands of sarcoplasma together with lipid droplets between the myofibrils. Near the numerous capillaries they form clusters under the sarcolemma.

With Sudan-Black B, fibres of type A do not stain, fibres of type C stain intensely and fibres of type B moderately. From light microscopical cross sections stained by Sudan-Black B a fibre is classified as type C if it shows either clusters of mitochondria under the sarcolemma or numerous intensely stained particles (lipid droplets) distributed all over the cross section of the fibre.

By classifying and counting 700 fibres in each of 93 specimens three groups of skeletal muscle can be distringuished: I. less than 20% fibres of type C, II. 20—50% fibres of type C, III. 50—100% fibres of type C. An example for group

I is the lateral head of the brachial triceps, for group II the long head of the brachial biceps and for group III the soleus and gastrocnemius muscles.

In all muscles of the larynx fibres rich in mitochondria prevail. Only in the cricothyroid muscle between half and two thirds of the fibres are of type A or B. Fibres without an M-line occur in the vocal, posterior crico-arytenoid and transverse arytenoid muscles. Since these fibres do not differ from fibres with an M-line with respect to lipid content and diameter, they cannot be identified by light microscopy. Therefore their incidence is unknown. Probably these fibres in man do not behave physiologically like slow fibres in frog muscle, since the posterior cricothyroid muscle of man shows electromyographically a marked postural activity.

To investigate the contraction time of fibres rich and poor in mitochondria, isometric twitches of small fibre bundles of different muscles were recorded in situ. For this purpose an electromechanical transducer was inserted into the tendon to measure the stretch of the tendon under isometric conditions. The muscle fibres were stimulated by an electrode placed into the endplate zone. In the longhead of the brachial biceps the force of the smallest twitches which could be recorded reproducibly was 0,5—1% of the maximum twitch force. This corresponded to the average force of 2—4 motor units. 20—30 small twitches of different fibre bundles of one muscle gave the spectrum of contraction times of this muscle. The spectrum of a given muscle was reproducible within 3—6% in the same and within 10% in different subjects. In the long head of the brachial biceps 30% of contraction times (time to peak of force) lasted longer than 60 msec, in the lateral head of the brachial triceps only 2%. In the brachial biceps 25% of the fibres were rich in mitochondria, in the lateral head of the brachial triceps nearly none. The gastrocnemius and soleus muscles were dominated by fibres of type C and nearly all contraction times were longer than 60 msec. That means that, roughly speaking, fibres of type C have contraction times longer than 60 msec whereas the contraction times of fibres of type A and B are shorter. Contraction times measured in human muscle ranged from 20 to 100 msec.

Contraction times of fast contracting fibre bundles depended more on temperature ($Q_{10} = 2{,}5$; 22—32° C) than of slow contracting fibre bundles ($Q_{10} = 2.0$; 22—32° C). 20 min after interruption of blood circulation the spectra of all muscles were moved to shorter contraction times. Both findings indicate that human muscle fibres with different contraction times differ with respect to metabolism too.

Twitches of weak H-reflexes in the soleus lasted longer than contractions of the same amplitude evoked by stimuli applied to the efferent nerve or to the endplate zone. This indicates that the anterior horn cells of motor units with long contraction time are activated first by near-threshold stimulation of the afferent nerves.

*Anmerkung:* Die physiologischen Versuche an menschlichen Muskeln wurden im Institut für Neurophysiologie der Universität Kopenhagen mit finanzieller Hilfe der Muscular Dystrophy Associations of America und der Danish National Association for Infantile Paralysis durchgeführt. Die Kosten für meinen Aufenthalt dort wurden von der Ernst-Poensgen-Stiftung Düsseldorf und dem Rask-Oersted-Fonds Kopenhagen getragen. Ich danke dafür den genannten Institutionen. Darüber hinaus gilt mein Dank insbesondere Prof. Buchthal (Kopenhagen) und Prof. Ruska (Düsseldorf), die die vorliegende Untersuchung durch ihre Unterstützung und zahlreiche Anregungen gefördert haben.

## Literatur


Albuquerque, E. X., Thesleff, S.: A comparative study of membrane properties in innervated and chronically denervated fast and slow skeletal muscles of the rat. Acta physiol. scand. **73**, 471—480 (1968).

Alderson, A. M., McLagan: The action of decamethonium and tubocurarine on the respiratory and limb muscles of the cat. J.Physiol. (Lond.) **173**, 38—56 (1964).

Andersen, P., Sears, T. A.: The mechanical properties and innervation of fast and slow motor units in the intercostal muscles of the cat. J.Physiol. (Lond.) **173** 114—129 (1964).

Appelberg, B., Emonet-Dénand, F.: Motor units of the first superficial lumbrical muscle of the cat. J. Neurophysiol. **30**, 154—160 (1967).

Bach-y-Rita, P., Ito, F.: In vivo studies on fast and slow muscle fibers in cat extraocular muscles. J. gen. Physiol. **49**, 1177—1198 (1966).

Bárány, M.: ATPase activity of myosin correlated with speed of muscle shortening. J. gen. Physiol. **50**, 197—218 (1967).

— Bárány, K., Reckard, T., Volpe, A.: Myosin of fast and slow muscles of the rabbit. Arch. Biochem. **109**, 185—191 (1965).

Barcroft, H., Millen, J. L. E.: The blood flow through muscle during sustained contraction. J. Physiol. (Lond.) **97**, 17—31 (1939).

Bass, A., Brdiczka, D., Eyer, P., Hofer, S., Pette, D.: Metabolic differentiation of distinct muscle types at the level of enzymatic organization. Europ. J. Biochem. **10**, 198—206 (1969).

Bennett, H. S.: The structure of striated muscle as seen by the electron microscope. In: Bourne, G. H. (ed.), Structure and function of muscle, vol. I, p. 137—181. New York and London: Academic Press 1960.

Berendes, J., Vogell, W.: Kehlkopfmuskeln im elektronenmikroskopischen Bild. Verh. dtsch. Ges. Hals-Nasen-Ohrenärzte. XXXI. Vers. in Arch. Ohr-, Nas.- u. Kehlk.-Heilk. **176**, 730—735 (1960).

Betz, E. H., Firket, H., Reznik, M.: Some aspects of muscle regeneration. In: Bourne, G. H., and J. F. Danielli (eds.), International Review of Cytology. New York: Academic Press 1966.

Biscoe, T. J., Taylor, A.: The effect of admixture of fast and slow muscle in determining the form of the muscle twitch. Med. Biol. Engng. **5**, 473—479 (1967).

Boeke, J.: Die doppelte (motorische und sympathische) efferente Innervation der quergestreiften Muskelfasern. Anat. Anz. **44**, 343—356 (1913).

Brandt, D. E., Leeson, C. R.: Structural differences of fast and slow fibers in human extraocular muscle. Amer. J. Ophthal. **62**, 478—487 (1966).

Breemen, V. L. Van: Ultrastructure of human muscle. I. Observations on normal striated muscle fibers. Amer. J. Path. **37**, 215—229 (1960).

Brooke, M. H., Engel, W. K.: The histographic analysis of human muscle biopsies with regard to fiber types. 1. Adult male and female. Neurology (Minneap.) **19**, 221—233 (1969).

— Kaiser, K. K.: Some comments on the histochemical characterization of muscle adenosin triphosphatase. J. Histochem. Cytochem. **17**, 431—432 (1969).

Brust, M.: Relative resistance to dystrophy of slow skeletal muscle of mouse. Amer. J. Physiol. **210**, 445—451 (1966).

Bubenzer, H. J.: Ein neues Konzept der interfibrillären Raumaufteilung in Muskelfasern aufgrund von Befunden am Rattenzwerchfell. Third European Conference on Electron Microscopy Prag 1964. Publishing House of the Czechoslovak Academy of Science, vol. B. p. 577.

— Die dünnen und die dicken Muskelfasern des Zwerchfells der Ratte. Z. Zellforsch. **69**, 520—550 (1966).

Buchthal, F.: The general concept of the motor unit, chap. 1 in Neuromuscular disorders. Res. Publ. Ass. nerv. ment. Dis. **38**, 1—30 (1961).

— Schmalbruch, H.: Spectrum of contraction times of different fibre bundles in the brachial biceps and triceps muscles of man. Nature (Lond.) **222**, 89 (1969a).

— — Contraction times and fibre types in intact human muscle. Acta physiol. scand. (1970a) (im Druck).

Buchthal, F., Schmalbruch, H.: Contraction time of H-reflexes in man. Acta physiol. scand. (1970b) (im Druck).

— — Kamieniecka, Z.: Contraction times and fibre types in neurogenic paresis. Neurology (Minneap.) (1970a) (im Druck).

— — — Contraction times and fibre types in patients with progressive muscular dystrophy. Neurology (Minneap.) (1970b) (im Druck).

Bullard, H. H.: Histological as related to physiological and chemical differences in certain muscles of the cat. Johns Hopk. Hosp. Rep. **18**, 323—328 (1919).

Buller, A. J., Dornhorst, A. C., Edwards, R., Kerr, D., Whelan, R. F.: Fast and slow muscles in mammals. Nature (Lond.) **183**, 1516—1517 (1959).

— Eccles, J. C., Eccles, R. M.: Interactions between motorneurons and muscles in respect of the characteristic speeds of their responses. J. Physiol. (Lond.) **150**, 417—439 (1960).

— Lewis, D. M.: Further observations on mammalian cross-innervated skeletal muscle. J. Physiol. (Lond.) **178**, 343—358 (1965).

— Mommaerts, W. F. H. M.: Myofibrillar ATPase as a determining factor for contraction velocity, and its changes upon experimental cross-innervation. J. Physiol. (Lond.) **201**, 46P—47P (1969).

Burch, G. E., Sohal, R. S., Colcolough, H. L., Sun, S. C.: Virus-like particles in skeletal muscle of a heat stroke victim. Arch. environm. Hlth **17**, 984—985 (1968).

Burke, R. E.: Motor unit types of cat triceps surae muscle. J. Physiol. (Lond.) **193**, 141—160 (1967).

Casella, C.: Tensile force in total striated muscle, isolated fibre and sarcolemma. Acta physiol. scand. **21**, 380—401 (1951).

Caulfield, J. B., Rebeiz, J., Adams, R. D.: Viral involvment of human muscle. J. Path. Bact. **96**, 232—234 (1968).

Close, R.: Dynamic properties of fast and slow skeletal muscles of the rat during development. J. Physiol. (Lond.) **173**, 74—95 (1964).

— Effects of cross-union of motor nerves to fast and slow skeletal muscles. Nature (Lond.) **206**, 831—832 (1965).

— Properties of motor units in fast and slow skeletal muscles of the rat. J. Physiol. (Lond.) **193**, 45 —55 (1967).

David, H.: Physiologische und pathologische Modifikationen der submikroskopischen Kernstruktur. I. Das Karyoplasma. Kerneinschlüsse. Z.mikr.-anat. Forsch. **71**, 412—456 (1964).

Denny-Brown, D.: The histological features of striped muscle in relation to its functional activity. Proc. roy. Soc. B **104**, 371—411 (1929).

Devanandan, M. S., Eccles, R. M., Westerman, R. A.: Single motor units in mammalian muscle J. Physiol. (Lond.) **178**, 359—367 (1965).

Dietert, S. E.: The demonstration of different types of muscle fibres in human extraocular muscle by electron microscopy and cholinesterase staining. Invest. Opthal. **4**, 51—63 (1965).

Duve, C. De, Wattiaux, R.: Fuctions of lysosomes. Ann. Rev. Physiol. **28**, 435—492 (1966).

Eberstein, A., Goodgold, J.: Slow and fast twitch fibers in human skeletal muscle. Amer. J. Physiol. **215**, 535—541 (1968).

Eccles, J. C., Eccles, R. M., Lundberg, A.: The action potentials of the alpha-motoneurons supplying fast and slow muscles. J. Physiol. (Lond.) **142**, 275—291 (1958).

— — Kozak, W.: Further investigations on the influence of motorneurones on the speed of muscle contraction. J. Physiol. (Lond.) **163**, 324—339 (1962).

Edström, L., Kugelberg, K.: Histochemical composition, distribution of fibres and fatiguability of single motor units. Anterior tibial muscle of the rat. J. Neurol. Neurosurg. Psychiat. **31**, 424—433 (1968).

— Nyström, B.: Histochemical types and sizes of fibres in normal human muscle. Acta neurol. scand. **45**, 257—269 (1969).

Eisenberg, R. S., Gage, P. W.: Frog skeletal muscle fibers: Changes in electrical properties after disruption of transverse tubular systems. Science **158**, 1700—1701 (1967).

Engel, W. K.: The essentiality of histo- and cytochemical studies of skeletal muscle in the investigation of neuromuscular disease. Neurology (Minneap.) **12**, 778 —794 (1962).

— Diseases of the neuromuscular junction and muscle. In: Adams, C. W. M. (ed.), Neurohistochemistry, p. 622—672. Amsterdam: Elsevier Publ. 1965.

Faaborg,-Andersen, K.: Electromyographic investigation of intrinsic laryngeal muscles in humans. Acta physiol. scand. **41**, Suppl. **140**, 1—149 (1957).

Fischer, H.: Zur Physiologie der quergestreiften Muskeln der Säugetiere. Pflügers Arch. ges. Physiol. **125**, 541—587 (1908).

Folkow, B., Halicka, H. D.: A comparison between "red" and "white" muscle with respect to blood supply, capillary surface area and oxygen uptake during rest and exercise. Microvascular Res. **1**, 1—14 (1968).

Forssmann, W. G., Matter, A.: Ultrastruktureller Nachweis von zwei Myofibrillentypen in den Muskelfasern des Rattenzwerchfells. Experientia (Basel) **22**, 816 (1966).

Ganz, H.: Untersuchungen zur kapillären Blutversorgung des M.vocalis beim Menschen. Arch. Ohr.-, Nas.- u. Kehlk.-Heilk. **179**, 338—360 (1962).

Gauthier, G. F.: On the relationship of ultrastructural and cytochemical features to color in mammalian skeletal muscle. Z. Zellforsch. **95**, 462—482 (1969).

— Padykula, H. A.: Cytological studies of fiber types in skeletal muscle. A comparative study of the mammalian diaphragm. J. Cell Biol. **28**, 333—354 (1966).

Gelber, D., Moore, D. H., Ruska, H.: Observations of the myo-tendon junction in mammalian skeletal muscle. Z. Zellforsch. **52**, 396—400 (1960).

Gordon, G., Phillips, C. G.: Slow and rapid components in a flexor muscle. Quart. J. Physiol. **38**, 35—45 (1953).

Granit, R., Henatsch, H. D., Steg, G.: Tonic and phasic ventral horn cells differentiated by postetanic potentiation in cat extensors. Acta physiol. scand. **37**, 114—126 (1956).

Green, D. E., Perdue, J. F.: Correlation of mitochondrial structure and function. Ann.N.Y. Acad. Sci. **137**, 667—684 (1966).

Günther, P. G.: Die Innervation des M.sartorius und des M.ileofibularis des Frosches. Anat. Anz. **97**, 175—191 (1949).

Guth, L.: Trophic influences of nerve on muscle. Physiol. Rev. **48**, 645—687 (1968).

Häggqvist, G.: Gewebe und Systeme der Muskulatur. In: W.v.Möllendorf (ed.), Handbuch der mikroskopischen Anatomie des Menschen, Bd. II/3. Berlin: Springer 1931.

Hall-Craggs, E. C.: The contraction times and enzyme activity of two rabbit laryngeal muscles. J. Anat. (Lond.) **102**, 241—255 (1968).

Heene, R.: Hemmung glycogenbildender Enzyme durch 2,4-Dichlorphenoxyazetat (2,4-D) an Kryostatschnitten des Warmblüterskeletmuskels. Histochemie **8**, 45—53 (1967).

Henneman, E., Olson, C. B.: Relations between structure and function in the design of skeletal muscle. J. Neurophysiol. **28**, 581—598 (1965).

— Somjen, G., Carpenter, D. O.: Functional significance of cell size in spinal motor neurons. J. Neurophysiol. **28**, 560—580 (1965).

Hess, A., Pilar, G.: Slow fibres in the extraocular muscles of the cat. J. Physiol. (Lond.) **169**, 780—798 (1963).

Hoffmann, P.: Über die Beziehung der Sehnenreflexe zur willkürlichen Bewegung und zum Tonus. Z. Biol. **68**, 351—370 (1918).

Holloszy, J. O.: Biochemical adaptations in muscle: effects of exercise on mitochondrial oxygen uptake and respiratory enzyme activity in skeletal muscle. J. biol. Chem. **242**, 2278—2282 (1967).

Homna, S., Kano, M.: Electrical properties of the tonic reflex arc in the human proprioceptive reflex. In: Barker, D. (ed.), Symposium on muscle receptors, p. 167—174. Hong Kong: University Press 1962.

Hoyle, G.: Comparative aspects of muscle. Ann. Rev. Physiol. **31**, 43—84 (1969).

Hunter, J. I., Latham, O.: A contribution to the discussion of the histological problems involved in the conception of a somatic and sympathetic innervation of voluntary muscle. Med. J. Aust. **12**, 27—36 (1925).

Hursh, J. B.: Comparative velocity and diameter of nerve fibers. Amer. J. Physiol. **127**, 131—139 (1939).

Huxley, H. E.: The mechanism of muscular contraction. Science **164**, 1356—1366 (1969).

— Hanson, J.: Changes in the cross-striations of muscle during contraction and stretch and their structural interpretation. Nature (Lond.) **173**, 973—976 (1954).

Katz, B., Miledi, R.: Further observations on the distribution of acetylcholin-reactive sites in skeletal muscle. J.Physiol. (Lond.) **170**, 379—388 (1964).

Komives, G. K., Bullard, R. W.: Function of the phrenic nerve-diaphragm preparation in acclimation to hypoxia. Amer. J. Physiol. **212**, 788—792 (1967).

Krüger, P.: Über einen möglichen Zusammenhang zwischen Struktur, Funktion und chemischer Beschaffenheit der Muskeln. Biol. Zbl. **49**, 616—622 (1929).

— Tetanus und Tonus der quergestreiften Skeletmuskeln der Wirbeltiere und des Menschen. Leipzig: Akad.-Verlgs.-Anst. Geest und Portig 1952.

Kuffler, S. W., Williams, E. M. V.: Small-nerve junctional potentials. The distribution of small motor nerves of the frog skeletal muscle, and the membrane characteristics of the fibers they innervate. J. Physiol. (Lond.) **121**, 289—317 (1953a).

— — Properties of the "slow" skeletal muscle fibers of the frog. J. Physiol. (Lond.) **121**, 318—340 (1953b).

Laguens, R.: Satellite cells of skeletal muscle fibers in human progressive muscular dystrophy. Virchows Arch. path. Anat. **336**, 564—569 (1963).

Langelaan, J. W.: On muscle tonus. De Boer's experiment on frog. Brain **45**, 434—453 (1922).

Luck, W. A. P.: Kristallstrukturen aus nichtmolekularen Bausteinen. Phys. Bl. **23**, 304—313 (1967).

Man-I, M., Ito, K., Kichuchi, K.: Histological studies of muscular training. Report I. Effect of training upon skeletal muscle fibers. Res. J. Phys. Educ. **11**, 153—165 (1967).

Mauro, A.: Satellite cells of skeletal muscle fibres. J. biophys. biochem. Cytol. **9**, 493—495 (1961).

— Adams, W. R.: The structure of the sarcolemma of the frog skeletal muscle fiber. J. Cell Biol. **10**, No 4 (Suppl.) 177—185 (1961).

Mayer, R. F., Doyle, A. M.: Studies of the motor unit in the cat. Internat. Congr. Muscle Dis. Milan 1969. Foundation Amsterdam: Excerpta Medica (im Druck).

McComas, A. J., Thomas, H. C.: Fast and slow twitch muscles in man. J. neurol. Sci. **7**, 301—307 (1968).

PcPhedran, A. M., Wuerker, R. B., Henneman, E.: Properties of motor units in a homogeneous red muscle (soleus) of the cat. J. Neurophysiol. **28**, 71—84 (1965).

Miledi, R., Zelená, J.: Sensitivety to acetylcholin in rat slow muscle. Nature (Lond.) **210**, 855—856 (1966).

— Slater, C. R.: Some mitochondrial changes in denervated muscle. J. Cell Sci. **3**, 49—54 (1968).

Moore, D. H., Ruska, H., Copenhaver, W. M.: Electron microscopic and histochemical observations of muscle degeneration after tourniquet. J. biophys. biochem. Cytol. **2**, 755—764 (1956).

Muir, A. R., Kanji, A. H. M., Allbrock, D.: The structure of the satellite cells in skeletal muscle. J. Anat. (Lond.) **99**, 435—444 (1965).

Olson, C. B., Swett, C. P.: A functional and histochemical characterization of motor units in a heterogeneous muscle (flexor digitorum longus) of the cat. J. comp. Neurol. **128**, 475—497 (1966).

Padykula, H. A., Hermann, E.: The specifity of the histochemical method for adenosine triphosphatase. J. Histochem. Cytochem. **3**, 170—195 (1955).

Page, S. G.: A comparison of the fine structure of frog slow and twitch muscle fibers. J. Cell Biol. **26**, 477—497 (1965).

Peachey, L. D.: The sarcoplasmic reticulum and transverse tubules of the frog's sartorius. J. Cell Biol. **25**, 209—231 (1965).

— Muscle. Ann. Rev. Physiol. **30**, 401—440 (1968).

— A. F. Huxley: Structural identification of twitch and slow striated muscle fibers of the frog. J. Cell Biol. **13**, 177—180 (1962).

Pette, D., Bücher, T.: Proportionskonstante Gruppen in Beziehung zur Differenzierung der Enzymaktivitätsmuster von Skelettmuskeln des Kaninchens. Hoppe-Seylers Z. physiol. Chem. **331**, 180—195 (1963).

Philpott, C. W., Goldstein, M. A.: Sarcoplasmic reticulum of striadted muscle: Localisation of potential calcium binding sites. Science **155**, 1019—1021 (1967).

Ranvier, L.: Propriétés et structures différentes des muscles rouges et des muscles blanc chez les lapins et chez les raies. C. R. Acad. Sci. (Paris) **77**, 1030—1034 (1873).

— De quelques faites relatifs à l'histologie et a la physiologie des muscles striés. Arch. Physiol. norm. path. **6**, 1—15 (1874).

— Technisches Lehrbuch der Histologie. Übers. Nicati, W. und H. v. Wyss Leipzig: F. C. W. Vogel 1877.

— Des muscles rouges et des muscles blanc chez les rongeurs. C. R. Acad. Sci. (Paris) **104**, 79—80 (1887).

Reger, J. F., Craig, A. S.: Studies on the fine structure of muscle fibers and associated satellite cells in hypertrophic human deltoid muscle. Anat. Rec. **162**, 483—500 (1968).

Rein, H., Schneider, M.: Physiologie des Menschen, 13. und 14. Aufl. Berlin-Göttingen-Heidelberg: Springer 1960.

Revel, J. P.: The sarcoplasmic reticulum of the bat cricothyroid muscle. J. Cell Biol. **12**, 571—588 (1962).

Reynolds, E. S.: The use of lead citrate at high pH as an electronopaque stain in electron microscopy. J. Cell Biol. **17**, 208—212 (1963).

Romanul, F. C. A.: Enzymes in muscle. I. Histochemical studies of enzymes in individual muscle fibers. Arch. Neurol. (Chic.) **11**, 355—368 (1964).

— Meulen, J. P. Van Der: Slow and fast muscles after cross innervation. Arch. Neurol. (Chic.) **17**, 387—402 (1967).

Romeis, B.: Mikroskopische Technik. München u. Wien: Oldenbourg 1968.

Rumpelt, H. J., Schmalbruch, H.: Zur Morphologie der Bauelemente von Muskelspindeln bei Mensch und Ratte. Z. Zellforsch. **102**, 601—630 (1969).

Ruska, H.: Elektronenmikroskopischer Beitrag zur Histologie des Skeletmuskels kleiner Säugetiere. Z. Naturforsch. **9**b 358—371 (1954).

— The morphology of muscle fibers and muscle cells with different properties of conduction of excitation. Exp. Cell Res., Suppl. **5**, 560—567 (1958).

— Struktur und Funktion der Skeletmuskelfasern. Verh. Dtsch. Ges. inn. Med. 71. Kongr. 1965, S. 93—104. München: J. F. Bergmann 1965.

— Edwards, G. A.: A new cytoplasmic pattern in striated muscle fibers and its possible relation to growth. Growth **21**, 73—88 (1957).

Schaffer, J.: Beiträge zur Histologie und Histogenese der quergestreiften Muskelfasern des Menschen und einiger Wirbeltiere. S.-B kaiserl. Akad. Wiss. Wien, math.-nat. Kl. **102**, Abt. 3, 7—148 (1893).

Schmalbruch, H.: Über Wirkungen von Alkali- und Erdalkali-Ionen ($Na^+$, $K^+$, $Li^+$, $Mg^{2+}$, $Ca^{2+}$) auf einige Strukturen des Zwerchfells der Maus. Z. Zellforsch. **62**, 246—278 (1964).

— Fasertypen in der Unterschenkelmuskulatur der Maus. Z. Zellforsch. **79**, 64—75 (1967a).

— Fasertypen der menschlichen Muskulatur. Klin. Wschr. **45**, 755—759 (1967b).

— Kristalloide in menschlichen Skeletmuskelfasern. Naturwissenschaften **54**, 519 (1967c).

— Lyse und Regeneration von Fibrillen in der normalen menschlichen Skeletmuskulatur. Virchows Arch. Abt. A Path. Anat. **344**, 159—171 (1968a).

— Noniusperioden und Längenwachstum der quergestreiften Muskelfaser. Z. mikr.-anat. Forsch. **79**, 493—507 (1968b).

— Buchthal, F.: Fasertypen und Kontraktionszeiten in verschiedenen Muskeln des Menschen. 64. Vers. Anat. Ges. Homburg Saar 1969a. Anat. Anz., Erg.-H. **126**, 357—364 (im Druck).

— — Contraction time as a function of temperature in small bundles with mainly fast and mainly slow fibres from human muscle. Abstract, Third Internat. Biophysics Congr. August 29—September 3, 1969b, Cambridge, Mass. II S. 10.

Schwalbe, G., Mayeda, R.: Über die Kaliberverhältnisse der quergestreiften Muskelfasern des Menschen. Z. Biol. **27**, 482—516 (1890).

Shafiq, S. A., Gorycki, M., Goldstone, L., Milhorat, A. T.: Fine structure of fiber types in normal human muscle. Anat. Rec. **156**, 283—302 (1966).

— — Milhorat, A. T.: An electron microscopic study of regeneration and satellite cells in human muscle. Neurology (Minneap.) **17**, 567—575 (1967).

— — — An electron microscope study of fibre types in normal and dystrophic muscles of the mouse. J. Anat. (Lond.) **104**, 281—293 (1969).

Slomić, A., Rosenfalck, A., Buchthal, F.: Electrical and mechanical responses of normal and myasthenic muscle, with particular reference to the staircase phenomenon. Brain Res. **10** No 1 spec. iss. 1—78 (1968).

Sommerkamp, H.: Das Substrat der Dauerverkürzung am Froschmuskel. Naunyn-Schmiedebergs Arch. exp. Path. Pharmak. **128**, 99—115 (1928).

Stein, J. M., Padykula, H. A.: Histochemical classification of individual skeletal muscle fibres of the rat. Amer. J. Anat. **110**, 103—124 (1962).

Tchiriew, S.: Sur les terminaisons nerveuses dans les muscles stries. Arch. Physiol. norm. path. **6**, 89—116 (1879).

Thoenes, W., Ruska, H.: Über „leptomere Myofibrillen" in der Herzmuskelzelle. Z. Zellforsch. **51**, 560—570 (1960).

Wachstein, M., Meisel, E.: The distribution of histochemically demonstrable succinic dehydrogenase and of mitochondriain tongue and skeletal muscle. J. biophys. biochem. Cytol. **1**, 483—488 (1955).

Wanson, J.-C., Drochmans, P.: Rabbit skeletal muscle glycogen. J. Cell Biol.**38**, 130—150 (1968).

Wilkie, D. R.: Muscle. Ann. Rev. Physiol. **28**, 17—38 (1966).

Wolff, H. H.: Über den Einfluß der Fixierung auf die elektronenmikroskopische Darstellung der Muskelfasern des Rattendiaphragmas. Z. Zellforsch. **73**, 192—204 (1966).

Wuerker, R. B., McPhedran, A. M., Henneman, E.: Properties of motor units in a heterogeneous pale muscle (m. gastrocnemius) of the cat. J. Neurophysiol. **28**, 85—99 (1965).

Zenker, W., Gruber, H.: Über Form, Anordnung, Zahl und Größe der myoneuralen Synapsen multipel innervierter Skelettmuskelfasern. Z. mikr.-anat. Forsch. **76**, 361—377 (1967).

# Sachverzeichnis

(*Kursive* Zahlen verweisen auf Abbildungen)